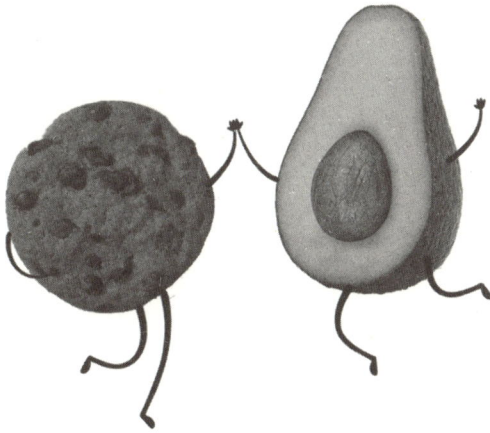

M

SOFÍA GIAQUINTA

NUTRICIÓN SIN MIEDO

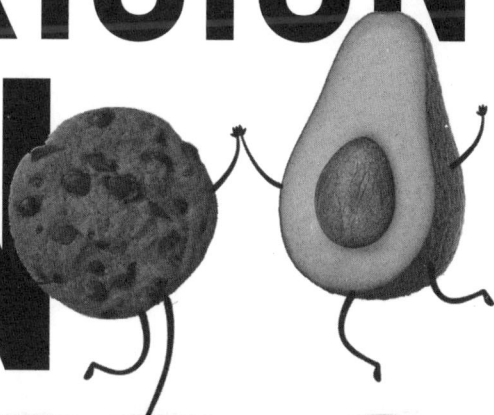

Montena

Papel certificado por el Forest Stewardship Council®

MIXTO
Papel | Apoyando la
silvicultura responsable
FSC
www.fsc.org
FSC® C117695

Penguin
Random House
Grupo Editorial

Primera edición: marzo de 2025

© 2025, Sofía Giaquinta
© 2025, Penguin Random House Grupo Editorial, S. A. U.
Travessera de Gràcia, 47-49. 08021 Barcelona
Imágenes del interior de iStock

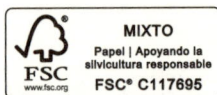

Printed in Spain – Impreso en España

ISBN: 978-84-10298-74-3
Depósito legal: B-2.766-2025

Compuesto en Comptex & Ass., S. L.
Impreso en Gómez Aparicio, S. L.
Casarrubuelos (Madrid)

GT 9 8 7 4 3

ÍNDICE

PRÓLOGO 9

PARTE I: NUTRICIÓN Y SISTEMA DIGESTIVO 13

Todo lo que debes saber sobre nutrición y el sistema digestivo .. 15

**MITO 1. ¿Las calorías son lo más importante a la hora
de bajar de peso?** 20

Todo lo que las calorías no nos dejan ver 20

Cuando sumar y restar no basta 22

¿Calidad o cantidad? 24

MITO 2. ¿Los carbohidratos y las grasas son el enemigo? 26

El combustible necesario 26

Los peligros de la restricción 27

MITO 3. ¿Debo evitar los picos de glucosa? 30

Energía para tus células, energía para el cuerpo 30

Aplanar la curva no es la respuesta 31

MITO 4. ¿El gluten y los lácteos inflaman? 34

Intolerancias, alergias y enfermedades autoinmunes 34

Los peligros de la comida «sin» 36

MITO 5. ¿El intestino es el segundo cerebro? 38

El eje intestino-cerebro 38

Conectados, pero no tanto 39

MITO 6. ¿Necesito cambiar mi microbiota? 43

Ni tanto ni tan poco 43

Cuidar, no cambiar 44

MITO 7. ¿Estoy realmente tan inflamada? 48

La patologización de la hinchazón 48

Cuándo puede ser un problema 50

PARTE II: NUTRICIÓN, DIETAS Y ADELGAZAMIENTO 53

Todo lo que debes saber sobre nutrición, dietas

y adelgazamiento 55

MITO 8. ¿El IMC es un buen indicador de salud? 58

Simple, pero poco útil 58

Una discriminación encubierta 59

MITO 9. ¿Mi peso explica mis problemas de salud? 63

El enfoque HAES 63

Pa fuera lo malo 66

MITO 10. ¿Tener «sobrepeso» es tener mala salud? 68

Gorda y saludable: No es un oxímoron 68

¿Delgada y poco saludable? Sí, existen 69

Lo que sí marca la diferencia 70

MITO 11. ¿Comer de noche me hará subir de peso? 72

Una caloría es una caloría 72

MITO 12. ¿El azúcar es malo? 75

No es veneno 75

Azúcar y niños 76

MITO 13. ¿Las dietas *detox* limpian mi cuerpo? 80

Un sistema *detox* incorporado 80

Un timo muy rentable 81

MITO 14. ¿El plato de Harvard es el invento del siglo? 84

De las pirámides al plato 84

Cada región con su dieta 85

La adaptación al medio 87

Las lagunas del plato de Harvard 89

PARTE III: NUTRICIÓN Y SISTEMA ENDOCRINO 91

Todo lo que debes saber sobre nutrición y el sistema endocrino

y su interacción con el sistema nervioso 93

MITO 15. ¿Mi salud hormonal depende de lo que como? 104

Nutrición para tus hormonas 104

«Hábitos saludables», no «nutrición saludable» 107

MITO 16. ¿El ejercicio físico es solo para perder peso? 109

Más allá de los kilos 110

Con la brecha de género y la presión estética

hemos topado 112

MITO 17. ¿Son necesarios los suplementos alimenticios? 116

La cara oculta 116

Nutrientes en su mejor versión 118

MITO 18. ¿Hay que dormir ocho horas? 120

Calidad, no cantidad 120

El enemigo del sueño: las pantallas 120

MITO 19. ¿La regla tiene que doler? 123

No es normal; es común 123

La medicalización del cuerpo femenino 124

MITO 20. ¿El SOP se resuelve bajando de peso? 127

Una realidad compleja 127

Más allá de la báscula 128

MITO 21. ¿La endometriosis se soluciona con suplementos

y dietas? 133

El impacto en el cuerpo 133

Aliviar no es combatir 134

MITO 22. ¿Las irregularidades menstruales tienen que ver con el peso? 139

La amenorrea 139

La dismenorrea 142

La oligomenorrea.. 144

MITO 23. ¿La regla me vuelve emocionalmente inestable? 148

La fiesta de las hormonas 148

Incomprendidas y estresadas 151

MITO 24. ¿Los anticonceptivos hormonales curan el SOP y la endometriosis? 153

La solución «para todo» 153

¿Efectos? ¿Qué efectos? 154

MITO 25. ¿Tengo que adelgazar durante la menopausia? 157

Estigmas y presión social.................................... 157

Cambiar no significa empeorar 158

MITO 26. ¿El cortisol es malo? 161

El lado útil del cortisol 161

Mantener el equilibrio 163

MITO 27. ¿Las endorfinas son la clave de la felicidad? 166

Más allá de la química cerebral 166

Una combinación de factores 167

MITO 28. ¿La dopamina es la culpable de que no pueda dejar de comer? 170

Placer sí, pero no solo 170

¿Adictos? 171

¡HASTA PRONTO! 175

AGRADECIMIENTOS 177

BIBLIOGRAFÍA 179

PRÓLOGO

POR UNA NUTRICIÓN CON CIENCIA Y LIBRE DE MALA CONCIENCIA

Si estás leyendo este libro seguro que has oído hablar de la glucosa o del cortisol en más de una ocasión. Seguramente te hayas familiarizado con estos términos a través de las redes sociales, en las que personas que carecen de la acreditación profesional pertinente lanzan mensajes alarmistas que captan tu atención en los tres primeros segundos de los vídeos. Sea por ganar visualizaciones o para conseguir acuerdos publicitarios con la industria alimentaria, son muchos los creadores de contenido que se han subido al carro de la nutrición de forma irresponsable.

La respuesta a tal cantidad de información, que nos llega a través de redes, pero también por revistas, tertulias de televisión y hasta nuestra vecina del quinto (¡todo el mundo se atreve a opinar!) nos lleva a cuestionarnos nuestros hábitos y a analizar cada bocado que nos llevamos a la boca. ¿Estoy comiendo suficiente proteína? ¿Antes de la manzana tendría que beber un poco de agua con limón y así evitar el pico de glucosa? ¿Si ceno más tarde de las nueve, voy a poder quemarlo? ¿Necesito un suplemento de magnesio? ¿Tengo que dejar de comer gluten?

Hacemos la compra llenas de dudas. Comemos con miedo. Y, después, nos aterra la hinchazón. **¿En qué momento hemos convertido la necesidad y el placer de comer en nuestro peor enemigo?**

Mi intención con este libro es arrojar un poco de luz y coherencia a la situación actual de la nutrición, que, por desgracia, mucha gente olvida que es una ciencia y no «opinología». Aunque, claro, en la ciencia también existen los sesgos, y afirmar que el azúcar es adictivo solo porque unos ratones en ayunas se lanzaron a comerlo en un experimento no debería ser concluyente.

Por lo tanto, mi misión aquí es explicar cómo funciona nuestro cuerpo de verdad (y no el de unas ratas de laboratorio) para entender sus necesidades reales y separar el grano de la paja. Lo cierto es que esta no es una tarea fácil, ya que nuestro cuerpo es un sistema bastante complejo, con un montón de sistemas interrelacionados. Es por esto que, a menudo, mis consejos están más enfocados al bienestar general que no «únicamente» a aquello que comemos. En realidad, esta es la primera lección que me gustaría que entendieras: **tu salud no depende solo de lo que comes, aunque lo que comes puede influir en muchísimos aspectos de tu salud.**

Cómo usar este libro

Este libro no es un consejo médico válido. Quizá tú sí que me conozcas a mí, pero probablemente yo a ti no, y, por lo tanto, ignoro tus peculiaridades y necesidades. Aunque mucha de la información que contiene te va a resultar útil, no pierdas de vista que cada persona es única y que, antes de llevar a cabo cambios drásticos, debes consultar a un profesional.

He dividido el libro en cuatro grandes apartados que contienen algunas de las preguntas que más a menudo me hacen en consulta. Vas a poder leer dudas y miedos relacionados con la alimentación que seguramente tú también has tenido alguna vez. También encontrarás un montón de mitos que, en general, son eso: mitos. Nos han vendido auténticas barbaridades como ciertas y **merecemos conocer la verdad contrastada para tomar las riendas de nuestro cuerpo.**

Quiero que este libro sirva para eso, para que te preguntes cosas, para que dudes de todo y para que acudas a profesionales de confianza cuando lo necesites.

Ojalá estas páginas te libren del sentimiento de culpa y, a cambio, te hagan tomar conciencia de lo que realmente importa.

¡POR UNA NUTRICIÓN SIN MIEDO!

PARTE I
NUTRICIÓN Y SISTEMA DIGESTIVO

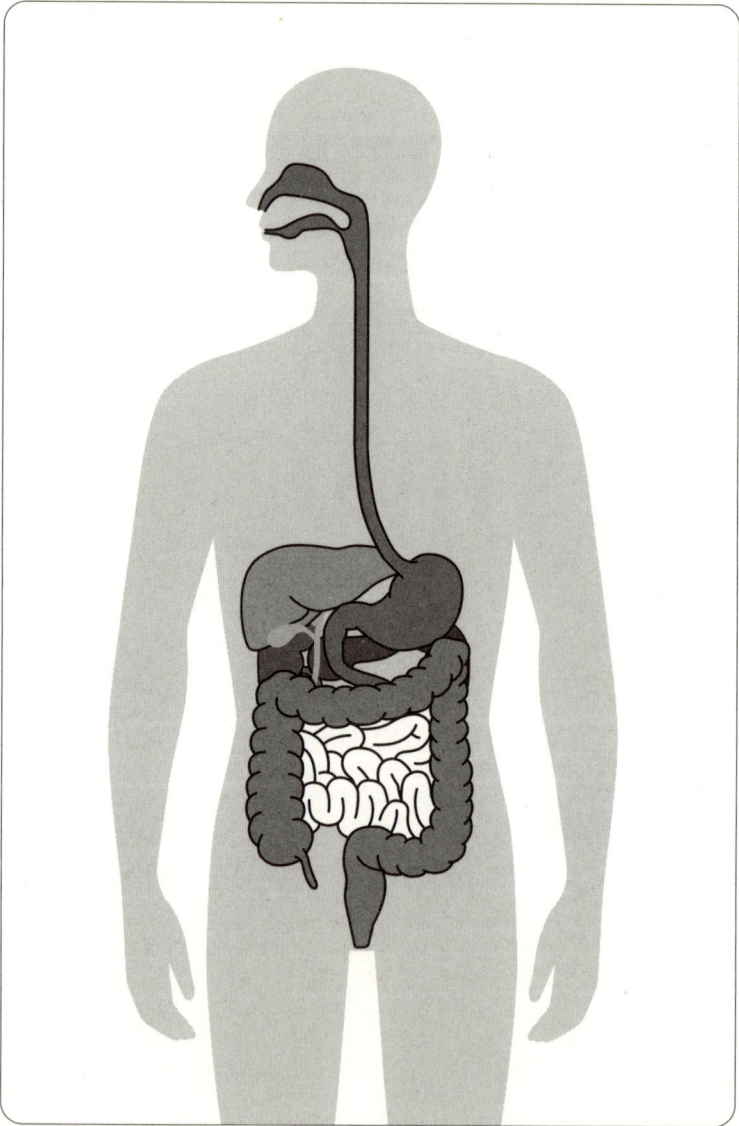

TODO LO QUE DEBES SABER SOBRE NUTRICIÓN Y EL SISTEMA DIGESTIVO

El proceso digestivo

El sistema digestivo es como una fábrica eficiente y compleja: cada alimento que consumimos pasa por una cadena de «trabajadores» –desde la boca hasta el intestino grueso– que extraen los nutrientes que necesitamos para vivir y mantenernos sanos.

1. La digestión empieza en la **BOCA**. Con la masticación, trituramos los alimentos para que puedan pasar por el esófago. La saliva humedece los alimentos y ayuda a tragar. También contiene enzimas que ayudan con la digestión.

2. Una vez tragamos los alimentos, la comida pasa a nuestro **ESÓFAGO**, que conecta con la boca del estómago.

3. El **ESTÓMAGO**, que tiene una gran capacidad de almacenaje, recibe los alimentos y, con sus movimientos, los reduce a un tamaño de unos pocos centímetros con la ayuda de los jugos gástricos. Aquí se liberan proteínas, grasas y carbohidratos.

4. Cuando la comida accede al **INTESTINO DELGADO** se produce la asimilación de los nutrientes de los alimentos que hemos ingerido. Con sus movimientos, el intestino delgado continúa desmenuzando los alimentos y los mezcla con la bilis y las enzimas aportadas por el páncreas. Después, esta mezcla empieza a ser absorbida por las paredes del intestino. La mayoría de los nutrientes van hacia el hígado a través de la sangre. Esta sangre será bombeada a todo el sistema circulatorio y, por tanto, llegará a todos los órganos para que aprovechen los nutrientes y puedan realizar sus funciones.

5. Los restos que no se han podido absorber en el intestino delgado, como la fibra, llegan al **INTESTINO GRUESO**. Su misión es hacer avanzar los nutrientes no digeridos hasta su expulsión en forma de heces. Durante este proceso también absorbemos algunos nutrientes y vitaminas gracias a la microbiota.

Los principales nutrientes

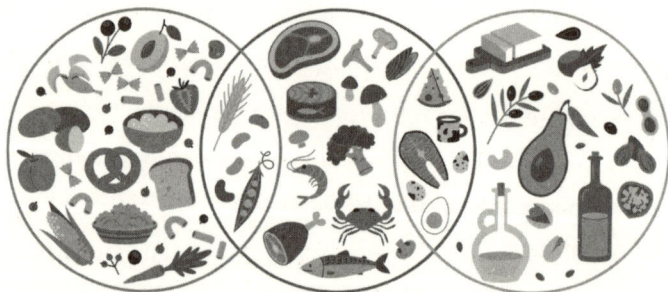

Los nutrientes son compuestos esenciales que el cuerpo necesita para funcionar de manera óptima y que se encuentran en los alimentos. Se dividen en macronutrientes, como los hidratos de carbono, las proteínas y las grasas, que son necesarios en grandes cantidades, y micronutrientes, como las vitaminas y los minerales, que se requieren en menor cantidad, pero son igualmente cruciales para nuestra salud.

HIDRATOS DE CARBONO

Frutas, verduras, cereales, dulces, legumbres y tubérculos

Son la gasolina que tu cuerpo necesita, ya que aportan muchísima energía. Además, la energía que aportan es necesaria para procesos como la contracción muscular, así que ¡a comer hidratos!

Se recomiendan complejos e integrales (arroz integral, pasta integral, quinoa, etc.). Sin embargo, si prefieres los simples y no integrales (pan blanco, arroz y pasta) no te preocupes: cómetelos igual, pero, eso sí, acuérdate de añadir fibra a tu dieta. La encontrarás en frutas, verduras, legumbres y frutos secos.

☞ Si comes hidratos de carbono en todas las comidas notarás más saciedad, dejarás de sentirte cansada todo el día, reducirás tus niveles de irritabilidad y mejorarás tu concentración y tu sueño.

PROTEÍNAS

Animales: carnes, pescados, huevos y lácteos

Vegetales: legumbres, frutos secos, algunos cereales y derivados

Tienen una función estructural, son los ladrillos del edificio. Es decir, forman y mantienen las estructuras de los tejidos y órganos de nuestro cuerpo. Además, también participan en la reparación de estructuras dañadas.

☞ Si te dicen que las de origen animal son de alto valor biológico y que las vegetales no se asimilan o no son completas, que te entre por un oído y te salga por el otro. Prioriza las legumbres, que son de lo mejorcito que hay.

GRASAS

Vegetales: aceite de oliva virgen, aguacate, frutos secos y semillas
Animales: pescados azules, carne roja, embutidos, huevos y lácteos

Las grasas nos dan energía y actúan como reserva energética. Además, se encargan de la producción de hormonas y de la absorción de vitaminas esenciales. Las más importantes son las omega-3, que el cuerpo no puede producir por sí mismo y necesitamos obtener a través de alimentos.

☞ Como las proteínas, cuantas más vegetales mejor, pero que te gusten. Si no te gustan no sirve de nada.

VITAMINAS

Liposolubles (se disuelven en grasas): A, D, E y K
Hidrosolubles (se disuelven en agua): C y todas las del grupo B (B1, B2, B3, B5, B6, B7, B9 y B12)

Cada vitamina tiene funciones específicas, pero en general ayudan a regular el sistema inmunológico, proteger las células, producir energía, favorecer la salud de los huesos y mantener la visión y la piel sanas.

Con un consumo variado de frutas crudas, verduras, cereales integrales, legumbres, frutos secos y semillas las consigues todas menos dos: la B12, que está en la carne, y la vitamina D, que te la proporciona el sol.

☞ Nuestro sistema inmunitario las necesita, ¡así que a comer fruta y verdura! Si no te gustan, puedes pedir ayuda a una nutricionista, que para eso estamos.

MINERALES

Calcio, hierro, yodo, flúor, zinc, etc.

No proporcionan energía, pero son fundamentales para un montón de funciones vitales. Cada mineral tiene unas funciones determinadas: el calcio en la formación de huesos y dientes, el sodio y el potasio en la regulación del volumen de sangre, el magnesio en la salud ósea

Puedes obtener calcio de los lácteos, pero también del brócoli, las almendras, el tofu y las bebidas vegetales. El hierro puedes obtenerlo de la carne, pero también de las legumbres, las verduras de hoja verde y los cereales integrales.

☞ Si no tienes hipertiroidismo ni otras patologías, mucho mejor la sal yodada.

MITO 1
¿Las calorías son lo más importante a la hora de bajar de peso?

Seguro que has escuchado alguna vez la frase «*calories in, calories out*», o «las calorías que entran por las que salen», que sostiene que las fluctuaciones de peso dependen únicamente del balance entre las calorías que ingerimos y las que gastamos. Pero ¿qué son las calorías? En términos simples, las calorías son unidades de energía que obtenemos de los alimentos y que nuestro cuerpo utiliza para realizar todas sus funciones vitales: desde respirar y mantener los órganos en funcionamiento hasta moverse y pensar. Cada alimento tiene una cantidad específica de calorías que representa la energía que aporta.

Todo lo que las calorías no nos dejan ver

Aunque la idea de «calorías que entran por las que salen» puede parecer lógica a primera vista, es extremadamente reduccionista e ignora muchos factores relevantes:

· **Las diferencias entre sexos:** El metabolismo y la distribución de la grasa corporal son diferentes entre sexos. Las mujeres, por ejemplo, suelen tener un mayor porcentaje de grasa corporal debido a factores hormonales y biológicos. Ignorarlo y aplicar una misma fórmula de calorías para todas las personas es simplista y erróneo.

- **La edad:** A medida que envejecemos, nuestro metabolismo se ralentiza. Esto significa que las personas mayores convierten la comida en energía a un ritmo más lento que las personas jóvenes. Además, la masa muscular tiende a disminuir con la edad, lo que también afecta al gasto energético.

- **Las condiciones de vida y el contexto:** El acceso a alimentos y las oportunidades para realizar ejercicio varían enormemente entre diferentes entornos. Las personas que viven en áreas con pocos supermercados que ofrecen productos frescos, o en lugares donde es difícil hacer ejercicio de forma segura, enfrentan desafíos adicionales que no se pueden solucionar simplemente contando calorías.

- **Las condiciones laborales:** Nuestro estilo de vida laboral influye mucho en nuestras necesidades nutricionales. Alguien con un trabajo físicamente exigente necesitará más energía que alguien que se pasa ocho horas al día sentado en una mesa de oficina.

- **El acceso a alimentos:** No todas las personas tienen el mismo acceso a los alimentos. Las diferencias socioeconómicas juegan un papel crucial en la calidad de la alimentación. Las personas con menos recursos solo pueden recurrir a alimentos más baratos, y muchas dependen de bancos de alimentos donde no pueden elegir qué reciben. Desgraciadamente, también suelen tener menos acceso a información sobre alimentación, menos tiempo y menos recursos para cocinar. Esto añade otra capa de complejidad que la teoría de *«calories in, calories out»* no contempla.

Cuando sumar y restar no basta

Reducir la pérdida de peso a una simple ecuación de calorías ingeridas y calorías gastadas es simplificar en exceso un proceso biológico complejo. El cuerpo humano no es una máquina donde entra cierta cantidad de energía y sale otra cantidad de manera predecible. Hay muchos factores hormonales, genéticos y ambientales en juego. Sin embargo, si no los tenemos en cuenta y pensamos que alcanzar un determinado peso solo consiste en sumar las calorías que ingerimos y restar las que «quemamos», podemos caer en dos fuentes de insatisfacción:

- **La culpabilización:** El mensaje implícito de la teoría «las calorías que entran por las que salen» es que es facilísimo perder peso: ¡solo hay que comer menos de lo que gastamos! Según esta lógica, parecería que solo es cuestión de esfuerzo y fuerza de voluntad. Sin embargo, esta idea es simplista y engañosa, ya que ignora las realidades biológicas y contextuales que dificultan la pérdida de peso para muchas personas.

- **El efecto rebote:** Numerosos estudios han demostrado que las dietas estrictas que se enfocan únicamente en la reducción calórica pueden conducir a un efecto rebote, donde las personas recuperan el peso perdido e, incluso, más. Esto se debe a que el cuerpo humano cuenta con mecanismos de defensa que se activan cuando perciben una falta de energía, ralentizando el metabolismo y aumentando la sensación de hambre.

Voy a contarte una realidad a menudo ignorada: la salud es multifactorial y no se puede medir solo por el peso. Sin embargo, vivimos en una sociedad obsesionada con la delgadez y donde muchos profesionales de la salud siguen haciendo recomendaciones basadas en mitos y conceptos sobre la pérdida de peso que son obsoletos. ¿Quién no ha recibido una dieta de cajón alguna vez? Me refiero a esas pautas de alimentación preconfiguradas que no tienen en cuenta que las necesidades de cada persona varían porque sus realidades son distintas. Además, la industria dietética sabe jugar muy bien sus cartas y nos lanza el mensaje, día sí y día también, de que para estar sanos debemos bajar de peso o controlarlo.

Por si fuera poco, las metodologías de pérdida de peso que se centran en medir las calorías se basan en fórmulas desactualizadas y poco precisas. Es decir, que ni perder kilos es sinónimo de mejor salud ni las fórmulas que se usan para lograrlo son infalibles.

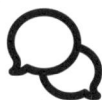

¿CIENCIA O CREENCIA?
CALCULAR EL GASTO ENERGÉTICO

Dos de las ecuaciones que más se usan para estimar el gasto energético diario son las de Harris-Benedict y Mifflin-St Jeor. La primera fue desarrollada en 1919 y la segunda en 1990... Vamos, antes de ayer. Ambas calculan el gasto energético basal, es decir, la cantidad de calorías que el cuerpo necesita en reposo para realizar funciones básicas, y, a partir de aquí, calculan el gasto energético total, donde tienen en cuenta el nivel de actividad física de la persona. El problema es que estas ecuaciones son generalizaciones basadas en promedios y no consideran factores individuales que pueden ser importantes, como la composición corporal, la genética, el nivel de estrés, las adaptaciones metabólicas tras muchas dietas, etcétera. Por lo tanto, calcular la ingesta calórica basándose solo en ellas es simplista y poco útil.

Si dejamos de lado las fórmulas y optamos por dispositivos como relojes inteligentes para calcular el gasto energético, tampoco obtendremos una medición del todo precisa. Las calorías que estos dispositivos indican pueden variar considerablemente según la marca y el modelo, ya que cada uno utiliza distintos algoritmos y sensores. Esta variabilidad puede generar inconsistencias importantes y llevarnos a una percepción inexacta de nuestro gasto energético real.

Por último, los métodos para medir las calorías de los alimentos también tienen sus limitaciones. Los valores calóricos que vemos en las etiquetas son aproximados y se calculan a partir de promedios, lo que no siempre refleja la cantidad real de calorías que absorbemos. Esto se debe a que la digestibilidad de los alimentos varía (hablando claro, no siempre vamos al baño las mismas veces ni sale la misma cantidad). Por lo tanto, calcular el gasto energético tiene poco de ciencia exacta.

¿Calidad o cantidad?

Contar calorías presenta otro gran problema: ignorar la calidad de los alimentos que ingerimos. No todas las calorías son iguales: doscientas calorías de una ensalada no tienen el mismo valor nutricional que doscientas calorías de un guiso. Los alimentos ricos en nutrientes proporcionan vitaminas, minerales, fibra y otros compuestos beneficiosos que son esenciales para la salud.

Si solo nos fijamos en las calorías de los frutos secos y las comparamos con las calorías de una naranja, sin atender a su valor nutricional, descartaremos los frutos secos y comeremos la naranja solo porque tiene menos calorías. En definitiva, elegiremos de forma ciega, sin considerar nuestras apetencias o necesidades. Habremos caído en la trampa de la cultura de la dieta. Cuando más adelante nos metan miedo con el azúcar, tampoco nos atreveremos a comer la naranja… Y así, encadenando un mito tras otro, la cantidad de desinformación será tan abrumadora que nos acabará dando miedo comer cualquier cosa.

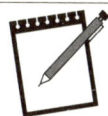

RESUMIENDO, QUE ES GERUNDIO

La teoría de «*calories in, calories out*» es reduccionista y no tiene en cuenta la complejidad del cuerpo humano ni los factores que afectan al peso y la salud. Es importante avanzar hacia un enfoque más completo y comprensivo, que considere la salud en todas las tallas y reconozca las diversas circunstancias de vida de cada persona. La verdadera salud no se mide en kilos, sino en bienestar físico, mental y emocional.

No te peses y evita esas conversaciones que giran en torno a los kilos que alguien ha ganado o perdido. Por cada vez que alguien destaque el peso de otra persona, respóndele destacando otro atributo que no tenga nada que ver con el físico.

MITO 2
¿Los carbohidratos y las grasas son el enemigo?

Durante años hemos escuchado que los carbohidratos y las grasas son los enemigos de una dieta saludable y de la pérdida de peso. ¡Aléjate del pan, la pasta y el arroz, y nada de aliñar tus ensaladas! Sin embargo, se trata de un mito que no solo es perjudicial, sino que también hace perdurar una serie de malentendidos sobre la digestión y la salud en general.

El combustible necesario

Tanto los carbohidratos como las grasas son esenciales para nuestro bienestar. Los carbohidratos, presentes en cereales, legumbres, frutas, verduras, tubérculos y dulces, son la principal fuente de energía de nuestro cuerpo. Cuando consumimos alimentos ricos en carbohidratos, estos se descomponen en glucosa, que nuestras células utilizan para producir energía. Esta energía es vital para todas nuestras actividades diarias, desde pensar —ya que la principal fuente de energía del cerebro es la glucosa— hasta movernos.

Por otro lado, las grasas también desempeñan un papel crucial, especialmente en la producción de hormonas. Se encuentran en alimentos como el aceite de oliva, el aguacate, los frutos secos, los pescados azules, la carne, los huevos y los lácteos. Sin una cantidad adecuada de grasas, nuestro cuerpo no puede producir hormonas esenciales como el estrógeno y la testosterona, que regulan numerosas funciones corporales, desde el ciclo menstrual hasta la salud ósea.

Además, las grasas son clave para la absorción de vitaminas liposolubles como las vitaminas A, D, E y K. Estas vitaminas son cruciales para mantener la salud de nuestros ojos, huesos, piel y sistema inmunitario. También actúan como una fuente importante de energía, especialmente en momentos en que nuestro cuerpo necesita un impulso extra, como durante el ejercicio prolongado o en días más ajetreados.

Los peligros de la restricción

Demonizar los carbohidratos y las grasas lleva a dietas restrictivas que pueden ser difíciles de mantener y que a menudo resultan en una relación poco saludable con la comida y son perjudiciales para la salud metabólica.

Además, eliminar grupos enteros de alimentos puede llevar a deficiencias nutricionales. **Los carbohidratos y las grasas proporcionan nutrientes esenciales que nuestro cuerpo necesita para funcionar correctamente.** Sin ellos, corremos el riesgo de experimentar problemas de salud a largo plazo.

Una de las consecuencias más graves de la restricción severa de carbohidratos y grasas es la amenorrea hipotalámica, una afección en la que se deja de tener la menstruación debido a disfunciones en el hipotálamo. Esto ocurre cuando el cuerpo entra en un estado de estrés debido a una ingesta calórica insuficiente y un bajo porcentaje de grasa corporal. Esta falta de grasas en la dieta puede alterar la producción de hormonas esenciales como el estrógeno, lo que a menudo resulta en esta pérdida de la menstruación. Y esto no es solo un tema de ciclo menstrual; también puede afectar a tu salud ósea y aumentar el riesgo de osteoporosis.

¡NO ES NORMAL!
LOS REFERENTES *FIT*

Muchas influencers de fitness tienen un porcentaje de grasa tan bajo que llevan años sin tener la regla. La próxima vez que veas un vídeo de esa chica en el gym con esos abdominales marcadísimos, ten en cuenta esto: compararte con ella no es sano y, honestamente, estás aspirando a algo que no debería ser la norma. Antes de obsesionarte con esos cuerpos «perfectos», recuerda que lo importante es estar saludable, no seguir un estándar poco realista.

¡Y eso no es todo! Si nos centramos en la restricción de carbohidratos, aquí van algunas consecuencias negativas más:

- **Pérdida de masa muscular:** Al carecer de carbohidratos, el cuerpo puede comenzar a usar proteínas musculares como fuente de energía, lo que lleva a una reducción en la masa muscular. Esto puede afectar a la fuerza y la resistencia, siendo especialmente perjudicial para las mujeres que practican deporte.
- **Fatiga crónica y mal humor:** La falta de carbohidratos, que son nuestra principal fuente de energía, puede resultar en una disminución del rendimiento físico. Sin suficiente energía, es común

que nos sintamos fatigadas, distraídas y que tengamos mal humor. Además, una dieta baja en carbohidratos puede afectar a nuestra capacidad para pensar y realizar tareas cognitivas de manera eficiente.

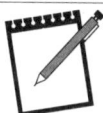

RESUMIENDO, QUE ES GERUNDIO

Los carbohidratos y las grasas no son enemigos, son componentes esenciales de una dieta saludable. Demonizarlos perpetúa mitos dañinos sobre la pérdida de peso y la salud. En su lugar, adopta un enfoque equilibrado que se caracterice por la variedad y la calidad de los alimentos. Tu cuerpo y tu mente te lo agradecerán, pero, sobre todo, tu regla.

Huye del marketing de color rosa que te intenta vender siempre la leche desnatada, el queso *light* y el pan proteico. Tu sistema hormonal necesita fuentes de hidratos de carbono y de grasas. Elige las que más disfrutas y que no falten en tu día a día.

MITO 3
¿Debo evitar los picos de glucosa?

Si tienes redes sociales es probable que tú también hayas visto unos gráficos donde se compara «el pico de glucosa» de comer una manzana y este mismo pico si antes de comerte la manzana bebes un poco de agua con vinagre. Nos han convencido de que debemos temer los picos de glucosa en la sangre, muy relacionados con el consumo de hidratos de carbono, si queremos evitar antojos, mejorar nuestra salud y, cómo no, adelgazar. Pero ¿realmente son tan importantes?

Energía para tus células, energía para el cuerpo

Cuando comes, especialmente alimentos deliciosos como pan, pasta, frutas y verduras, tu cuerpo los descompone en nutrientes más pequeños para que puedan ser absorbidos en el intestino. Uno de estos nutrientes es la glucosa, que entra en la sangre y viaja por todo el torrente sanguíneo de tu cuerpo para proporcionar energía a las células cuando la necesitan.

De forma temporal, en el momento en el que absorbes la glucosa, se producen picos en tus niveles de azúcar en sangre. Estos picos son una parte completamente natural del proceso digestivo. Cada vez que comes, especialmente alimentos ricos en hidratos de carbono, tus niveles de glucosa en sangre aumentan.

Cuando se produce este aumento, el páncreas libera una hormona llamada insulina. La insulina actúa como una llave que permite que la glucosa entre en las células, donde se utiliza como energía. Este proceso ayuda a bajar los niveles de glucosa en sangre a un rango normal.

Por lo tanto, preocuparse por los picos de glucosa es como preocuparse por los latidos de tu corazón sin tener ninguna cardiopatía. Aquí te explico algunos motivos para que dejes de inquietarte:

- **Son parte del proceso natural:** Los picos de glucosa no son peligrosos; son una señal de que tu cuerpo está procesando los alimentos de manera adecuada. Sin estos picos, no podrías obtener la energía necesaria para funcionar correctamente.

- **Se regulan solos:** Tu cuerpo está diseñado para manejar los picos de glucosa de manera eficiente. La insulina ayuda a regular los niveles de glucosa, asegurando que no permanezcan altos por mucho tiempo.

- **Tienen una función digestiva:** Los picos de glucosa son esenciales para la digestión. Ayudan a movilizar las reservas de energía y aseguran que los nutrientes lleguen a las células que los necesitan.

- **Benefician al cerebro:** Se aseguran de que el cerebro reciba suficiente combustible para mantener su función óptima.

Aplanar la curva no es la respuesta

Sin los picos de glucosa, tu cuerpo no podría responder adecuadamente a la ingesta de alimentos. Esto podría llevar a tener niveles bajos de energía, fatiga y problemas de concentración. Además, la falta de picos de glucosa podría indicar problemas con la liberación de insulina, lo cual sí que es preocupante y puede estar relacionado con enfermedades como la diabetes.

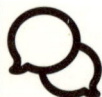

¿CIENCIA O TENDENCIA?
CONTROLAR LOS PICOS DE GLUCOSA

En los últimos años se ha hablado mucho de los picos de glucosa gracias a algunos libros bastante alarmistas. Como nutricionista que trabaja cada día con mujeres que tienen una mala relación con la comida, puedo asegurar que libros como esos promueven trastornos de la conducta alimentaria.

Ese discurso parte de una evidencia sesgada, ya que presenta como «saludables» los picos de glucosa en niveles anormalmente bajos. La realidad es que la mayoría de la población es capaz de responder con normalidad a valores de glucosa mayores. No te voy a dar cifras, porque solo alimentarían esa obsesión por el control que queremos evitar.

Lo que sí puedo decir es que algunas conductas que promueven ese tipo de libros se traducen en mujeres siguiendo normas rígidas que condicionan su vida. Por ejemplo, te aconsejan que no comas nada de forma aislada porque obligatoriamente tienes que mezclarlo con una fuente de proteína o grasa para reducir su índice glucémico, o que bebas vinagre antes de cada comida (la mucosa de tu estómago, créeme, no lo va a agradecer). Incluso llegan a afirmar que hay un orden correcto a la hora de comer alimentos y que el azúcar de la fruta es el mismo que el de un Bollycao. Estos mensajes no solo confunden, sino que perpetúan la idea de que hay que controlar cada bocado, cuando en realidad nuestro metabolismo funciona bien sin reglas tan estrictas.

En lugar de preocuparte por los picos de glucosa, es más importante que te centres en comer lo suficiente y sin restricciones. Consumir una variedad de alimentos ricos en nutrientes, incluyendo hidratos de carbono, te asegura obtener la energía y los nutrientes necesarios para mantenerte saludable.

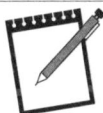

RESUMIENDO, QUE ES GERUNDIO

Los picos de glucosa son una parte normal y necesaria del metabolismo. Preocuparse excesivamente por ellos perpetúa mitos y puede llevar a hábitos alimentarios poco saludables como la restricción. Debemos entender que estos picos son una señal de que nuestro cuerpo funciona correctamente y que, sin ellos, nuestro proceso digestivo y nuestra salud general podrían verse perjudicados.

Si has dejado de beber zumo de naranja natural porque te han metido mucho miedo con los picos de glucosa, pero no consigues comer naranjas porque no te gusta la textura, y llevas ya varios meses sin probar una fruta, tu cuerpo te va a agradecer mucho que vuelvas a hacerte zumos de naranja naturales (o de cualquier fruta).

MITO 4
¿El gluten y los lácteos inflaman?

En los últimos años se ha puesto de moda la idea de que el gluten y los lácteos son inflamatorios y perjudiciales para nuestra salud. Sin embargo, se trata de un mito que carece de evidencia científica sólida y genera miedo innecesario entre la población.

El gluten es una proteína que se encuentra en el trigo, la cebada, el centeno y sus derivados. También puede encontrarse en la avena y otros alimentos por posible contaminación cruzada. Para la mayoría de las personas, el gluten no representa ningún problema y puede formar parte de una alimentación completamente normal.

Por su parte, los lácteos son una fuente de nutrientes importantes, como el calcio, la vitamina D y las proteínas. Aunque es verdad que la tolerancia a los lácteos puede variar mucho según la genética y la cultura, por eso, contar con alternativas vegetales es una opción interesante.

Intolerancias, alergias y enfermedades autoinmunes

A pesar de que en general no son inflamatorios, puede ser que a ti el gluten o la leche no te sienten bien. Si crees que este es tu caso, lo primero es que comprendas qué patologías relacionadas con estos alimentos existen. Hay un cacao importante con este tema y existen muchas personas que se autodiagnostican o que se creen a pies juntillas falsos diagnósticos de los gurús de turno.

- **Intolerancias:** Una intolerancia alimentaria ocurre cuando el cuerpo tiene dificultad para digerir ciertos alimentos. No involucra al sistema inmunitario y los síntomas suelen ser digestivos.

  * La **intolerancia a la lactosa** es una afección en la que el cuerpo no puede digerir la lactosa, un hidrato de carbono simple presente en los lácteos. Esto puede causar síntomas como hinchazón, gases y diarrea. Es importante destacar que la intolerancia a la lactosa varía en su severidad y muchas personas pueden consumir productos lácteos bajos en lactosa o tomar suplementos de lactasa (es la enzima responsable de descomponer la lactosa, y no producir lactasa de forma natural es lo que genera intolerancia a la lactosa).

- **Alergias:** Una alergia alimentaria es una reacción del sistema inmunitario a una proteína específica en los alimentos. Puede causar síntomas que van desde leves (urticaria, picazón) hasta graves (anafilaxia).

  * **Alergia a la proteína de la leche de vaca:** Es una respuesta inmunitaria a las proteínas presentes en la leche. Es diferente de la intolerancia a la lactosa y puede ser grave, requiriendo la eliminación total de los lácteos de la dieta. Esta afección se da en la infancia y se negativiza a los dos años aproximadamente; no es tan común en adultos.

- **Enfermedades autoinmunes:** Son aquellas en las que el sistema inmunitario ataca las células sanas de su cuerpo por error.

  * La **celiaquía** es una enfermedad autoinmune donde el consumo de gluten provoca que el sistema inmunitario ataque

a las vellosidades del intestino delgado provocando su atro-
fia. Las personas con celiaquía deben evitar completamente
el gluten. No se puede ser muy celíaca o poco, se es y punto.

* La **sensibilidad no celíaca al gluten** se trata de una afección en la que las personas experimentan síntomas al
consumir gluten, pero sin la respuesta autoinmune de la
celiaquía. Es decir, sin el daño intestinal característico.
Es una afección rara y difícil de diagnosticar.

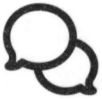

¿CIENCIA O TENDENCIA?

LA INTOLERANCIA AL GLUTEN SON LOS PADRES

No existe la «intolerancia o alergia al gluten». Las únicas afecciones reconocidas son la celiaquía y la sensibilidad no celíaca al
gluten. Repito: la intolerancia al gluten no existe, es un bulo.

Los peligros de la comida «sin»

Promover la idea de que el gluten y los lácteos son inflamatorios sin
evidencia científica sólida puede tener varias consecuencias negativas.
Aquí algunas de ellas:

· **Dietas restrictivas innecesarias:** Eliminar el gluten y los lácteos
de la dieta sin una razón médica puede llevar a deficiencias nutricionales. Los cereales y los lácteos proporcionan nutrientes esenciales que son difíciles de reemplazar. Por ejemplo, los lácteos
juegan un papel importante para la salud ósea.

- **Aumento del estrés alimentario:** La creencia de que ciertos alimentos son dañinos puede generar ansiedad y estrés en torno a la comida. Como si no tuviéramos ya bastantes miedos relacionados con la alimentación
- **Coste y accesibilidad:** Los productos sin gluten y sin lactosa suelen ser más caros y menos accesibles. Promover estas dietas sin una razón médica válida puede suponer una carga financiera innecesaria.

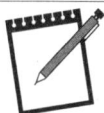

RESUMIENDO, QUE ES GERUNDIO

El gluten y los lácteos no son dañinos para la mayoría de las personas. Es importante basar nuestras decisiones alimentarias en información veraz y entender las diferencias entre intolerancias, alergias y enfermedades autoinmunes.

No elimines el gluten o la leche de tu alimentación sin haber realizado antes las pruebas pertinentes, porque eso podría retrasar el diagnóstico y acabar convirtiéndose en un calvario durante años. Si tienes molestias digestivas acude a un profesional que pueda hacerte las pruebas pertinentes y darte un diagnóstico. Los test de doscientos alimentos son una estafa, así que, antes de pagar mucho dinero por algo, asegúrate de que es lo que realmente necesitas.

MITO 5
¿El intestino es el segundo cerebro?

La expresión «el segundo cerebro» se ha puesto de moda y la repiten tanto expertos como aficionados. Todo el mundo habla del famoso eje intestino-cerebro, sobre todo personas que, para ser sinceros, no entienden del tema y, en muchos casos, están haciendo negocio a costa de esta idea. Así que mucho cuidado con eso de que «el intestino es nuestro segundo cerebro» porque ya te adelanto que es mentira.

El eje intestino-cerebro

El intestino y el cerebro están conectados a través del nervio vago y el sistema inmunitario. El nervio vago, que es uno de los más largos del cuerpo, actúa como una autopista de comunicación bidireccional entre el cerebro y el sistema digestivo. Pero ¿cómo funciona esta comunicación?

· **Señales del intestino al cerebro:** Cuando el intestino detecta alimentos, bacterias o incluso inflamación, envía señales al cerebro a través del nervio vago. Esto ayuda a regular procesos como la digestión y la respuesta inmunitaria.

· **Señales del cerebro al intestino:** El cerebro también envía señales al intestino. Por ejemplo, en situaciones de estrés puede enviar señales que afecten al movimiento intestinal, lo que puede causar síntomas como el típico «nudo en el estómago».

Aquí es donde la microbiota —esas bacterias que viven en el intestino— entra en juego. La microbiota puede (y subrayamos *puede* porque no significa «influye muchísimo» ni «es crucial», sino simplemente «puede», y con bastantes limitaciones) tener un efecto en la producción de neurotransmisores y hormonas, como la serotonina.

La serotonina es una sustancia química que actúa como un neurotransmisor, es decir, ayuda a transmitir señales entre las neuronas. Es famosa por su papel en la regulación del estado de ánimo, el sueño y el apetito. Sin embargo, la serotonina que se produce en el intestino y la del cerebro no son exactamente la misma cosa en términos de función ni de impacto en el cuerpo.

- **Serotonina intestinal:** Aproximadamente el 90 % de la serotonina del cuerpo se encuentra en el intestino. Aquí, su función principal es regular los movimientos intestinales y la digestión. No puede cruzar la barrera hematoencefálica, lo que significa que la serotonina producida en el intestino no afecta directamente al cerebro.

- **Serotonina cerebral:** La serotonina del cerebro, que se produce en el tronco encefálico, es la que realmente afecta a nuestro bienestar emocional. Esta serotonina sí está involucrada en la regulación del estado de ánimo, el sueño y otros procesos cognitivos.

Conectados, pero no tanto

Con todo lo que te he explicado, seguramente te estés dando cuenta de que llamar al intestino nuestro «segundo cerebro» es una simplificación excesiva. Te dejo aquí algunos puntos que desmontan este mito:

· **El cerebro y el intestino tienen diferentes funciones:** El intestino se encarga de la digestión y la absorción de nutrientes, mientras que el cerebro maneja el pensamiento, las emociones y el comportamiento. Aunque se comuniquen, cada uno tiene un rol propio. Que hablen entre ellos no los convierte en lo mismo.

· **El intestino no «piensa»:** Es cierto que el sistema nervioso entérico (el sistema nervioso del intestino) es complejo y coordina muchas funciones. Sin embargo, no tiene la capacidad de pensamiento consciente ni de toma de decisiones del cerebro.

· **La serotonina intestinal no traspasa la barrera hematoencefálica:** Como hemos visto, la serotonina intestinal y la cerebral tienen funciones distintas. En el intestino la serotonina la producen células especializadas llamadas enterocromafines y su papel principal es regular el movimiento intestinal. La serotonina cerebral, en cambio, se produce en neuronas específicas dentro del cerebro y es la que regula el sueño, el estado de ánimo, el apetito, etc. Tenemos uñas en manos y pies, pero, si se te rompe una uña de la mano, nadie espera que una uña del pie suba a reemplazarla. Con la serotonina pasa algo parecido: la del intestino y la del cerebro no son intercambiables ni están «compensándose» entre sí.

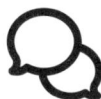

¿CIENCIA O CREENCIA?
RELACIONAR EL CONSUMO DE FIBRA CON LA DEPRESIÓN

Aunque la serotonina no atraviesa la barrera hematoencefálica, existen otros componentes que sí. Este es el caso del butirato, un ácido graso que se produce cuando la microbiota intestinal fermenta la fibra.

Se trata de una molécula interesante y algunos estudios sugieren que podría estar relacionada con la depresión. En experimentos con ratas se ha visto que un estado proinflamatorio puede mejorar con el consumo de fibra y la posterior producción de butirato.

Pero pongamos las cosas en perspectiva. La depresión no la causa la falta de fibra ni se «cura» simplemente aumentando su consumo. La depresión es un fenómeno complejo y se ve influenciada por muchos factores, como el acceso a una vivienda digna y a la alimentación, el nivel socioeconómico, el apoyo comunitario, las conexiones sociales, la discriminación y las normas culturales, entre otros. Ojalá comiendo garbanzos acabáramos con la depresión de golpe y porrazo, pero, siendo realistas y con un poco de pensamiento crítico, llegamos a la conclusión de que ciertos hallazgos sobre la relación entre la microbiota y otros sistemas del cuerpo humano son anecdóticos y, sobre todo, requieren de más investigación. Estos resultados no se entienden de forma aislada, sino que hay que sumarlos a muchos otros factores causales.

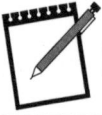

RESUMIENDO, QUE ES GERUNDIO

El intestino y el cerebro están conectados, pero eso no convierte al intestino en un «segundo cerebro». Este eslogan suena muy bien y quienes lo repiten tienen vídeos con millones de visitas, pero es mentira. En lugar de preocuparnos por eso es mejor que nos enfoquemos en cuidar tanto nuestro sistema digestivo como nuestro cerebro a través de una alimentación sin restricciones, ejercicio regular y prácticas de manejo del estrés en terapia.

Ningún alimento va a conseguir mejorar un problema de salud mental, tampoco un libro de autoayuda. Si puedes permitírtelo económicamente, plantéate empezar un proceso de terapia psicológica.

MITO 6
¿Necesito cambiar mi microbiota?

En los últimos años, la microbiota intestinal ha acaparado la atención de científicos y del público en general, y es común escuchar que necesitamos «modificarla» o «mejorarla» para resolver todo tipo de problemas, desde los digestivos hasta los emocionales. Se habla de disbiosis, inflamación y sobrecrecimiento bacteriano como los grandes enemigos de nuestra salud, y de la microbiota como la clave para curar prácticamente cualquier malestar. Pero, aunque la microbiota desempeña un papel importante en nuestra salud, simplificar la causa de muchas patologías a un «desequilibrio bacteriano» es perjudicial. De hecho, la ciencia sobre la microbiota es aún reciente y compleja, y nos quedan muchos enigmas por resolver.

Ni tanto ni tan poco

La microbiota intestinal es el conjunto de billones de microorganismos (bacterias, virus, hongos) que viven en nuestro intestino. Estos pequeños habitantes juegan un papel crucial en la digestión, la producción de ciertas vitaminas y la protección contra patógenos.

Una de sus tareas clave es descomponer ciertos alimentos y generar compuestos beneficiosos, como los ácidos grasos de cadena corta (el butirato es uno de ellos), que nutren las células del intestino y ayudan a reducir la inflamación. También tienen un rol en la regulación del sistema inmunitario, sirviendo de primera línea de defensa y ayudando a nuestro cuerpo a combatir infecciones. A menudo se señala la microbiota como la única culpable de ciertas patologías, pero esta visión es simplista y cae en tres errores frecuentes:

- **Reduccionismo en la salud digestiva:** Se escucha con cierta frecuencia que una microbiota desequilibrada (disbiosis) es la única causa de problemas digestivos como el síndrome del intestino irritable (SII). Sin embargo, estas afecciones suelen ser el resultado de una combinación de factores: desde la genética hasta la dieta y el estilo de vida. La microbiota es solo una pieza en un puzle mucho más grande.

- **Simplificación de la salud mental:** Se ha sugerido que la microbiota puede ser la única responsable de trastornos de salud mental como la depresión y la ansiedad. Aunque existe una conexión entre el intestino y el cerebro (el eje intestino-cerebro del que ya te he hablado), los problemas de salud mental son complejos y multifactoriales. La genética, el ambiente y las experiencias personales también juegan roles fundamentales.

- **Exageración del papel del sobrecrecimiento bacteriano:** El sobrecrecimiento bacteriano en el intestino delgado (SIBO) se menciona a menudo como la causa de síntomas digestivos como hinchazón y gases. Y aunque el SIBO puede causar estos problemas, no es ni mucho menos la única causa. Otras afecciones, como las intolerancias alimentarias o trastornos en la motilidad intestinal, también pueden estar detrás de estos síntomas y deben ser tenidas en cuenta.

Cuidar, no cambiar

Modificar la microbiota de manera significativa y a largo plazo es un desafío. Aunque los probióticos, prebióticos y cambios dietéticos pueden influir en la composición de la microbiota, sus efectos suelen ser temporales y pueden variar de una persona a otra. Aquí te explico algunas de las razones por las que modular la microbiota no es tan sencillo como parece:

- **Diversidad y complejidad:** La microbiota es extremadamente diversa y compleja. Cada persona tiene una composición única de microbiota, influenciada por factores genéticos, dietéticos y ambientales. Esto hace que sea difícil encontrar una «solución única» que funcione para todos.

- **Resistencia al cambio:** La microbiota tiende a resistir cambios drásticos. Aunque ciertos alimentos y suplementos pueden cambiar su composición temporalmente, a menudo vuelve a su estado original una vez que se interrumpen las intervenciones.

- **Interacciones complejas:** Las bacterias en el intestino no viven aisladas; interactúan entre sí de formas muy complejas. Modificar una especie puede desencadenar efectos impredecibles en otras, lo que complica aún más la tarea de alterar la microbiota de forma controlada.

- **Falta de conocimiento completo:** Aunque hemos aprendido mucho sobre la microbiota en los últimos años, todavía queda mucho camino por recorrer. La investigación sigue en marcha y necesitamos más estudios para entender cómo influir en ella de manera segura y efectiva.

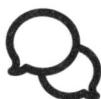

¿CIENCIA O TENDENCIA?
LOS TEST DE MICROBIOTA

Cada vez más empresas venden pruebas para «ver» nuestro microbioma intestinal, pero hay que tener en cuenta que este ecosistema está en constante cambio. Una muestra puntual no refleja su evolución, por lo que no se puede utilizar como diagnóstico definitivo. Además, no existe un único perfil de microbiota «sano», ya que cada persona tiene una composición única, lo que significa que no hay una microbiota estándar de referencia. ¿Quiero decir con esto que los análisis de 400 € para conocer tu microbiota son una auténtica estafa? Conociéndome como me conoces, ya tienes la respuesta.

Por lo tanto, en lugar de buscar soluciones mágicas, lo mejor es enfocarnos en mantener una microbiota saludable a través de hábitos de vida sostenibles. En este sentido, tenemos que andarnos con mucho ojo con las dietas y con el uso indiscriminado de antibióticos.

Primero, la alimentación. Lo ideal es comer de todo, sin restringir nada. La fibra, las frutas, las verduras y los granos enteros son fundamentales para mantener una microbiota sana y diversa. Las dietas restrictivas enfocadas al adelgazamiento suelen limitar el consumo de hidratos de carbono (legumbres, cereales, fruta, verdura, etc.) y priorizan el consumo de proteínas y grasas, con el objetivo de gastar nuestros depósitos de energía en las primeras semanas de la dieta. Si nuestro cuerpo no recibe hidratos de carbono, no consigue glucosa, así que gasta sus reservas almacenadas junto con agua. Esto se traduce en una pérdida de peso inicial que no va a durar a largo plazo porque nuestro metabolismo y sistema hormonal activan mecanismos de defensa. Lo que se consigue es reducir la diversidad de nuestra microbiota debido a la falta de fibra que fermenta en el colon y a un efecto rebote posterior. Así que, si quieres cuidar de la microbiota, los alimentos que contienen hidratos de carbono son los más interesantes.

Respecto a los antibióticos, hay que ser prudentes. Debemos usarlos solo cuando sea necesario y bajo supervisión médica para mantener el equilibrio microbiano. Pero con esto no quiero que les cojas miedo, ya que cuando son necesarios son muy bienvenidos y por suerte contamos con probióticos estupendos para repoblar la microbiota después de la toma de antibióticos, ¡así que no te pases al lado antivacunas tampoco!

Por último, hacer ejercicio y gestionar el estrés también tiene mucho que ver con mantener nuestra microbiota en equilibrio. El estrés crónico puede hacerle un flaco favor a nuestra salud intestinal, así que, si necesitas ayuda, no dudes en buscar terapia, pero recuerda: no es solo por la microbiota, es principalmente por ti.

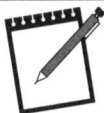

RESUMIENDO, QUE ES GERUNDIO

La microbiota intestinal es una parte importante de nuestra salud, pero no es la única pieza del rompecabezas. Simplificarla como la única causa de muchas patologías es engañoso y puede perpetuar mitos. Mantener un estilo de vida saludable es la mejor manera de apoyar una microbiota equilibrada y, en consecuencia, nuestra salud general.

💡 Si algo puedo recomendarte para reforzar tu microbiota es aumentar el consumo de alimentos de origen vegetal. Todo lo que haya crecido de la tierra va a velar por tu salud. (Este consejo no es aplicable si tienes alguna patología digestiva o patología en general, ahí habría que individualizar).

MITO 7
¿Estoy realmente tan inflamada?

En algún momento todas hemos experimentado esa incómoda sensación de hinchazón abdominal después de comer. Aunque puede ser molesta, es importante entender que no siempre es señal de un problema de salud grave. Veamos qué es realmente la hinchazón y por qué no debemos alarmarnos innecesariamente.

La patologización de la hinchazón

La hinchazón abdominal es una sensación de plenitud o distensión en el vientre. Es una respuesta normal del cuerpo durante y después de la digestión. Puede ocurrir debido a la acumulación de gases, a la digestión de ciertos alimentos o incluso por tragar aire mientras comemos:

- **Digestión natural:** Después de comer, nuestro cuerpo trabaja para descomponer los alimentos, lo que en ocasiones produce gases y causa hinchazón. Es una parte normal del proceso digestivo.

- **Alimentos ricos en fibra:** Alimentos como las legumbres, las verduras crucíferas (brócoli, coles de Bruselas) y los cereales integrales son conocidos por producir gases durante la digestión. La tolerancia a estos alimentos se puede trabajar y mejorar, pero evitarlos sin una razón médica válida puede privarnos de beneficios importantes para la salud digestiva.

- **Hábitos alimentarios:** Comer demasiado rápido, hablar mientras comemos o beber con pajita puede hacer que traguemos aire, lo que puede contribuir a la hinchazón.
- **Ciclos hormonales:** Los cambios hormonales durante el ciclo menstrual pueden causar hinchazón abdominal. Esto es completamente normal y no indica un problema de salud.

Por lo tanto, experimentar hinchazón de vez en cuando no significa que tengamos un problema de salud grave. Cada persona es diferente y la forma en que nuestro cuerpo responde a los alimentos puede variar. Lo que causa hinchazón en una persona puede no afectar a otra de la misma manera.

Muchas marcas de suplementos y productos dietéticos se benefician de promover la idea de que la hinchazón es patológica. Nos venden productos como pastillas antihinchazón, tés *detox* y suplementos probióticos como si fueran «soluciones milagrosas». Sin embargo, estos productos a menudo carecen de evidencia científica sólida que respalde sus afirmaciones. Además, demonizan ciertos alimentos al relacionarlos automáticamente con la hinchazón, creando miedo y confusión innecesarios.

Tampoco olvidemos que son estas mismas marcas las que venden batidos con edulcorantes, productos *light* o *zero* y dietas carentes de fibra que perjudican tu microbiota intestinal, y que después te vienen con el remedio mágico. **Resulta que la gran mayoría de mujeres que han estado a dieta de forma crónica arrastran patologías digestivas...**

Cuándo puede ser un problema

Si la hinchazón abdominal es persistente, severa o está acompañada de otros síntomas como dolor intenso, pérdida de peso inexplicable o cambios significativos en los hábitos intestinales, es importante consultar a un profesional de la salud. Estos pueden ser signos de una afección subyacente que necesita atención médica.

Sin embargo, cabe recordar que un profesional de verdad, especializado en medicina digestiva, no es tu compañera de trabajo que toma un suplemento de omega-3 mágico. Tiene que ser alguien con el título de medicina que disponga de los permisos necesarios para hacerte pruebas médicas en un hospital. Los síntomas digestivos son comunes a diferentes patologías y complican mucho los diagnósticos, así que, si necesitas orientación o recomendaciones, acude a una nutricionista especializada en digestivo, pero esa nutricionista necesitará un diagnóstico médico previo con el que trabajar.

✋ **¡NO ES NORMAL!**
LA PUBLICIDAD ENCUBIERTA

Existen muchas tiktokers, instagramers y personas en redes que aconsejan sobre nutrición sin que esta sea su especialidad y sin tener los conocimientos necesarios. Fíjate si después de contar su problema de hinchazón publicitan algún tipo de té, pastilla o producto que supuestamente «la combate». Aunque tendría que estar etiquetado como #ad, a menudo no lo está.

Aunque la mayoría de las veces la hinchazón no es un problema, puede ser molesta, así que aquí van algunos consejos para disminuirla:

Come despacio: Tomarse el tiempo para masticar bien los alimentos puede ayudar a reducir la cantidad de aire tragado.

Mantén una alimentación variada: No elimines alimentos innecesariamente. En su lugar, trata de identificar si hay ciertos alimentos específicos que causan problemas y háblalo con una profesional de la salud.

Hidrátate: Beber suficiente agua ayuda a mantener el sistema digestivo funcionando correctamente.

Realiza actividad física: El ejercicio regular puede ayudar a mejorar la digestión y reducir la hinchazón.

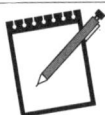

RESUMIENDO, QUE ES GERUNDIO

La hinchazón abdominal después de comer es una respuesta normal del cuerpo durante el proceso digestivo. Promover la idea de que esta hinchazón es patológica es alarmante y beneficia a las marcas de suplementos que venden productos sin evidencia científica.

En lugar de eliminar alimentos o caer en el miedo, es importante entender nuestro cuerpo y mantener una alimentación suficiente y variada. Si la hinchazón es persistente o preocupante, lo mejor es consultar a una profesional de la salud.

PARTE II
NUTRICIÓN, DIETAS Y ADELGAZAMIENTO

Todo lo que debes saber sobre nutrición, dietas y adelgazamiento

La cultura de la dieta

¿Sabías que el 98 % de las mujeres han hecho una dieta para adelgazar en algún momento de su vida? Este es el resultado de una encuesta realizada por la organización Mujeres que no fueron tapa, respondida por más de 8.000 mujeres. De ellas, el 17 % dijo que pasó toda su vida haciendo dieta.

La cultura de la dieta lleva décadas instaurada en nuestra sociedad y ha calado tanto que tenemos una gran cantidad de comportamientos tóxicos totalmente naturalizados.

Vivimos en un sistema de creencias donde el peso y la delgadez se han convertido en símbolos de salud, belleza y éxito. En un mundo en el que parece que solo las personas delgadas tienen privilegios, ser «gorda» o tener unos kilos de más se convierte en sinónimo de fracaso. Es como si te dieran una «delgadez *card*» (como la «*face card*», pero para gente de morfología delgada), una tarjeta invisible que te otorga acceso a una serie de beneficios sociales: más autoestima, más éxito, más felicidad. Sin embargo, la realidad es que vivir a la sombra de la obsesión por estar delgada solo trae más frustración. Las modelos que vemos en revistas, en redes sociales o en la televisión parecen tener la receta mágica de la felicidad: «solo con perder peso lograrás ser exitosa, guapa y feliz». Y tú, en lugar de cuestionarlo, te lanzas a comprar esos productos que te prometen milagros. ¿El resultado? Volver a empezar, una y otra vez, porque nada restrictivo es sostenible a largo plazo (¡y menos mal, también te digo!).

Aunque todos estamos expuestos a la presión social por tener el «cuerpo ideal», las mujeres somos las principales víctimas. Ejemplos como el de Bridget Jones, de quien en las primeras películas se decía que estaba gorda a pesar de tener un cuerpo delgado, demuestran hasta qué punto tenemos una percepción distorsionada de la realidad. Ser mujer cuando apenas hay referentes de personas consideradas «guapas» que tienen más de una talla 38 es terrorífico. La presión para «estar a la altura» de lo que la sociedad dicta que es «bello» y «sexy» es agotadora.

Está claro a quiénes beneficia el culto a la delgadez: a las grandes industrias de dietas y productos para adelgazar. La obsesión por perder peso o transformar nuestro cuerpo (camuflada bajo la etiqueta de «preocupación por la salud») hace que las marcas de batidos, suplementos y «remedios milagrosos» generen millones sin parar. Pero lo que no nos cuentan es que la lucha continúa con nuestro cuerpo, al que castigamos sin parar. Porque el riesgo de estar a dieta no es solo la frustración, la culpa o la constante insatisfacción con nosotras mismas, tampoco el efecto rebote: lo preocupante es que nuestra relación con la comida se vuelve cada vez más tensa. Y es que, en lugar de ver la comida como algo para disfrutar y nutrirnos, se convierte en algo que puede ser «malo», que «tenemos que evitar», «en lo que tenemos que contenernos»… Restricción, restricción y restricción.

Todo esto tiene consecuencias. La incidencia de Trastornos de la Conducta Alimentaria (TCA) ha aumentado alarmantemente en los últimos años. En España, por ejemplo, se estima que entre el 4 % y el

6 % de la población padecerá algún tipo de trastorno relacionado con la alimentación en algún momento de su vida. Y es que el culto a la delgadez está directamente relacionado con la creciente insatisfacción corporal y el desarrollo de estos trastornos.

Te propongo una idea loca: ¿y si dejamos de seguir dietas y nos enfocamos en cuidar nuestro cuerpo con amor y paciencia?

ES CULTURA DE LA DIETA:

√ Ponerte a dieta después de Reyes para eliminar los «excesos» de la Navidad.

√ Apuntarte al gimnasio en abril para la «operación bikini».

√ Las dietas milagro, los batidos detox, las cremas y pastillas para adelgazar.

√ Pensar que tienes que «compensar». Por ejemplo, hacer deporte para «compensar» la pizza de la cena.

√ Pensar que te tienes que «ganar» la comida. Por ejemplo, «permitirte» un trozo de tarta porque has hecho mucho deporte.

√ Sentirte culpable después de comer esto o lo otro.

√ Saltarte comidas, evitar grupos de alimentos, etc.

√ Pensar que delgadez es igual a salud.

√ Adelgazar para poder entrar en un vestido.

√ Comentar y fijarte mucho en el peso de los demás (para después compararlo con el tuyo y machacarte).

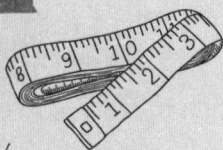

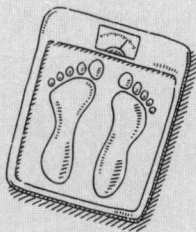

MITO 8
¿El IMC es un buen indicador de salud?

Cuando hablamos de salud, el peso corporal y el Índice de Masa Corporal (IMC) siguen siendo, de manera inexplicable, los estándares a los que se recurre con más frecuencia. Desde la medicina hasta la investigación, el IMC se ha establecido como una referencia común. Sin embargo, al profundizar en su origen y función, nos damos cuenta de que, aunque fue una herramienta útil en su momento, hoy está completamente desactualizada y cargada de prejuicios.

Simple, pero poco útil

El IMC, esa fórmula que muchos profesionales de la salud y aplicaciones utilizan para clasificar nuestro peso, divide el peso corporal (en kilogramos) entre la altura (en metros) al cuadrado. Aunque hoy lo consideramos un indicador de salud, su origen queda bastante lejos de la medicina moderna. Fue desarrollado entre 1830 y 1850 por el matemático y estadístico belga Lambert Adolphe Quetelet, quien lo introdujo como parte de su «física social». Su objetivo no era medir la salud de un individuo, sino describir las características físicas del hombre medio de la época para estudios demográficos. O sea, se pensó como una herramienta para analizar grupos de personas, no para evaluar a cada individuo.

A pesar de que el IMC nunca fue diseñado para evaluar la salud de una persona, con el tiempo se fue adoptando como un referente para clasificar a las personas en categorías como «bajo peso», «normopeso», «sobrepeso» y «obesidad». Así es como, por un lado, aparece la utilidad del IMC: su simplicidad. Es rápido y fácil de calcular. Pero, por otro lado, esta misma simplicidad es la que lo convierte en una medida insuficiente. El IMC ignora las diferencias de masa muscular, la distribución de grasa corporal y otros factores que realmente tienen un impacto en la salud de una persona. ¿De qué sirve un número si no refleja lo que realmente está pasando en el cuerpo?

Además, el IMC tiene un origen etimológico bastante problemático. La palabra «obesidad» proviene del latín *obesus*, que significa «el que ha engordado por comer», y sugiere que el aumento de peso es simplemente el resultado de comer en exceso. Esta asociación refuerza el estigma de que las personas gordas tienen malos hábitos alimenticios descontrolados, ignorando factores mucho más complejos, como la genética, el metabolismo, el entorno social y las desigualdades económicas. Es un término que perpetúa la idea de que las personas gordas son responsables de su situación, lo que puede resultar profundamente dañino para la autoestima de quienes viven con esta realidad. De hecho, este enfoque simplista puede hacer que las personas eviten buscar atención médica por miedo al juicio o a ser culpabilizadas por su apariencia.

Una discriminación encubierta

Es normal que te cueste entender todo esto. Durante años hemos estado rodeados de un mensaje que nos dice que el peso es lo único que importa, que hay cuerpos «buenos» y cuerpos «malos», y que debemos alcanzar un peso «ideal» para estar saludables y ser felices. Para mí fue clave descubrir que los factores de riesgo y las enfermedades asociadas con las personas gordas no residen exclusivamente en su peso, sino en la discriminación que sufren.

Una persona gorda tiene más riesgo de sufrir ciertas enfermedades o de no recibir un diagnóstico a tiempo no por su peso, sino por la gordofobia. Llamamos «gordofobia» a la discriminación que sufren las personas gordas por el simple hecho de serlo. Le debemos esta definición a Magda Piñeyro, activista contra la gordofobia y autora de los libros *Stop gordofobia* y *10 mitos contra la gordofobia*. Gracias, Magda.

¡NO ES NORMAL!
LA GORDOFOBIA

Si estás gorda te tratan peor en el médico, en los aviones, en los bares y en los espacios públicos en general. Podemos compararlo con otras discriminaciones como el racismo o la homofobia. Tu orientación sexual no es una enfermedad, tu color de piel tampoco, pero la discriminación que sufres si esa orientación sexual, ese peso o ese color de piel no son los que están socialmente aceptados afecta a tu salud mental. ¿Y dónde queda eso de que no hay salud sin salud mental en estos casos? Todo el mundo está en contra de la discriminación y del *bullying*, pero hacer comentarios como «¡Cuánto peso has cogido últimamente, te estás dejando, eh!», «Deberías ponerte a dieta, que llega el verano» o «¿Te vas a comer todo eso de verdad?» fomentan esa discriminación.

Ahora, a este panorama de IMC, «obesidad» y gordofobia, se le suma un enemigo más: la cultura de la dieta. Imagina que vives en un mundo donde cada día, a cada hora, recibes mensajes sobre cómo deberías comer, cuánto deberías pesar y qué tipo de cuerpo es el «ideal». Bueno, no necesitas imaginarlo mucho, ¡porque eso es exactamente lo que es la cultura de la dieta!

La cultura de la dieta es esa amiga molesta que siempre tiene un consejo para ti sobre cómo perder peso o qué hacer para «ponerte en forma». Es ese anuncio en la televisión que te promete que perderás esos «kilos de más» con solo tomar una nueva bebida milagrosa. Está en todas partes: en las revistas que promueven la última «dieta milagro», en programas de televisión que glorifican transformaciones extremas de pérdida de peso y en las redes sociales, donde los influencers muestran sus platos de comida organizados con precisión y sus rutinas de ejercicio, todo con la promesa de conseguir el cuerpo perfecto.

Un ejemplo claro de esto lo encontramos cuando pasamos por la sección de revistas: todas tienen titulares como «¡Pierde 10 kilos en 10 días!» o «¡El secreto para un vientre plano!». La dieta está presente en todos los rincones de nuestra vida. Y, por supuesto, ¿cómo encaja el ideal de belleza en este escenario? Bueno, la cultura de la dieta no solo te dice cómo comer, sino también cómo deberías lucir. Este ideal de belleza suele ser estricto y específico: cuerpos delgados, tonificados y perfectamente proporcionados, que muy pocas personas tienen por naturaleza. Este patrón puede variar según la cultura o el lugar en el que vivas, pero generalmente promueve una imagen difícil de alcanzar para la mayoría de las personas.

Lo irónico es que, cuanto más intentamos encajar en este molde ideal, más nos alejamos de lo que realmente es saludable. Esta obsesión con un tipo específico de cuerpo puede llevarnos a sentir insatisfacción constante con nuestra propia imagen, lo que a menudo nos empuja a adoptar comportamientos poco saludables como dietas extremas o ejercicio excesivo.

La cultura de la dieta es como un programa de televisión que nunca cambia de canal: siempre mostrando lo mismo, promoviendo un ideal difícil de alcanzar y haciendo que nos olvidemos de disfrutar de las cosas buenas y verdaderas de la vida, como las cenas con las amigas.

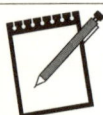

RESUMIENDO, QUE ES GERUNDIO

El IMC es un indicador desfasado y estigmatizante que da demasiada importancia al peso, cuando existen muchísimos otros factores de riesgo para la salud. Sin embargo, vivimos en una cultura de la dieta que promueve la gordofobia, razón por la cual solemos «culpar a los kilos» de ciertas dolencias antes que valorar otras características y hábitos.

En lugar de enfocarte en el IMC como medida de salud, presta atención a cómo te sientes física y mentalmente. Realiza revisiones de otros indicadores más precisos y personalizados, como tu nivel de energía, la calidad de tu sueño, tu salud mental y los resultados de tus análisis de sangre. Estos indicadores son mucho más útiles para evaluar tu bienestar real. Busca profesionales de la salud que utilicen un enfoque inclusivo, que consideren tu historia de vida, hábitos y entorno, sin centrarse exclusivamente en el peso.

MITO 9
¿Mi peso explica mis problemas de salud?

Creo que ha quedado claro de dónde venimos. Así que la pregunta que nos debemos hacer es ¿hacia dónde vamos? Aún en la actualidad, la medicina tiende a utilizar el peso como uno de los principales indicadores de salud. Este enfoque, sin embargo, es cada vez más cuestionado y criticado, puesto que no necesariamente refleja la complejidad del bienestar humano.

El enfoque HAES

La nutrición no centrada en el peso viene a romper con el molde tradicional de «menos peso, más salud». Este enfoque se basa en la idea de que la salud no depende exclusivamente del tamaño o el peso del cuerpo, sino de un conjunto de hábitos y comportamientos que favorecen el bienestar general. Aquí entra en escena el paradigma del Health At Every Size (HAES) o «Salud en todos los tamaños».

El HAES propone que, en lugar de obsesionarnos con cuánto pesamos, nos enfoquemos en promover comportamientos saludables independientemente del peso corporal. Por ejemplo, mejorar la calidad de la dieta, fomentar la actividad física regular y gestionar el estrés son prácticas que nos benefician a todos, sin importar cuánto pesemos.

Uno de los puntos más revolucionarios de este enfoque es cómo aborda la comunicación entre profesionales de la salud y pacientes.

En lugar de centrarse en alcanzar un «peso ideal» basado en tablas estándar, la conversación debe orientarse hacia metas de comportamiento específicas y mejoras en la calidad de vida. Si aún te preguntas qué otros parámetros o indicadores que no sean el peso son útiles para mejorar la salud, te dejo una lista de los que yo trabajo en consulta:

√ Estado de ánimo y bienestar emocional. Cruciales para la salud mental.

√ Contexto socioeconómico: acceso a alimentos, calidad de los alimentos y educación nutricional.

√ Relación con el cuerpo y con la comida: imagen corporal, comportamientos alimentarios, presencia de TCA, etc.

√ Presión arterial. Indica la salud cardiovascular y el riesgo de hipertensión.

√ Niveles de glucosa en sangre. Importante para monitorear y prevenir la diabetes.

√ Resistencia a la insulina o HOMA-IR. Importante para prever riesgos de diabetes tipo 2.

√ Colesterol total y sus fracciones (HDL, LDL, triglicéridos). Clave para evaluar el riesgo cardiovascular.

√ Niveles de hemoglobina. Crucial para evaluar la anemia y la capacidad general del transporte de oxígeno.

√ Niveles de vitamina D. Esencial para la salud ósea y el sistema inmunológico.

√ Niveles de vitamina B12. Importante para la función nerviosa y la formación de la sangre.

√ Función tiroidea (TSH, T3, T4). Esencial para el metabolismo y la energía.

√ Función hepática. Indicadores de la salud del hígado.

√ Función renal (creatinina, tasa de filtración glomerular). Esencial para evaluar cómo los riñones procesan los desechos.

√ Electrolitos (sodio, potasio, cloro). Importante para la función celular y el equilibrio de fluidos.

√ Frecuencia y consistencia de las deposiciones. Indicador de salud gastrointestinal.

√ Capacidad para realizar actividades diarias. Indicador de salud funcional y autonomía.

√ Frecuencia y calidad de las relaciones sociales. Importante para la salud mental.

√ Presencia de síntomas de alergias o intolerancias alimentarias. Puede afectar a la calidad de vida y la nutrición.

√ Balance hormonal (estrógeno, progesterona, testosterona). Afecta a una amplia gama de funciones corporales.

√ Niveles de cortisol. Indicativo de estrés y salud adrenal.

√ Calidad del sueño. Esencial para la salud mental y física general.

√ Niveles de hierro y ferritina. Importante para la energía y la prevención de la anemia.

√ Frecuencia y regularidad de la menstruación. Puede indicar problemas hormonales y reproductivos.

√ Estado de la piel, uñas y cabello. Puede reflejar deficiencias nutricionales y la salud general.

√ Capacidad de concentración y agudeza mental. Indicadores de la salud cognitiva.

Para evaluar cada uno de esos indicadores, no necesito conocer el peso de la persona que tengo delante.

Pa fuera lo malo

Es crucial entender que la salud es multifacética. Factores como la actividad física, la salud mental, el acceso a alimentos y el apoyo social juegan roles cruciales en el bienestar de una persona. Sin embargo, el modelo médico tradicional ha tratado el peso como si fuera el centro del universo de la salud. ¿El resultado? Muchas personas terminan obsesionadas con la báscula, olvidando que hay otros factores más importantes.

¡NO ES NORMAL!
CONSEJOS DE «NUTRICIONISTAS»

Si tu nutricionista te enseña a calcular macros, te pide que peses los alimentos, te habla de que no puedes pasar de la ingesta de XX calorías al día y de que existen alimentos «buenos» y «malos»..., ¡cuidado! Estas prácticas pueden llevar a una relación tensa y controladora con la comida, que promueve la culpa y el miedo en lugar de la confianza y el disfrute. Pueden ser una puerta de entrada a TCA como la ortorexia (fijación con alimentos «buenos») o atracones.

Debemos entender que la salud no ocurre en el vacío: está influida por los determinantes sociales (como el acceso a alimentos saludables, la estabilidad económica o el entorno cultural), la genética y un montón de factores más. Sin embargo, cuando todo el foco está en la báscula, se pierde de vista lo que realmente importa.

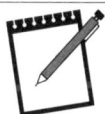

RESUMIENDO, QUE ES GERUNDIO

La salud no se mide solo por el peso y deberíamos abogar por una nutrición no centrada en perder kilos, sino en mejorar la salud y el bienestar de manera más inclusiva y efectiva.

Cambia tu enfoque de metas de pérdida de peso a metas de comportamiento. Por ejemplo, en lugar de proponerte «perder cinco kilos», establece metas como dejar de distinguir entre alimentos buenos o malos y acercarte al deporte desde una motivación alejada de la pérdida de peso. Acepta la idea de que la pérdida de peso puede no ser una posibilidad por muchas metas o cambios que te propongas, ya que es probable que el peso que tienes ahora mismo sea el que tienes que tener.

MITO 10
¿Tener «sobrepeso» es tener mala salud?

Es común escuchar que la mayoría de los problemas de salud se deben al «sobrepeso» o a la «obesidad». En las noticias, las consultas médicas e incluso en conversaciones cotidianas, a menudo se simplifica la salud a una cifra en la báscula. Esta creencia está tan extendida que muchas veces se da por cierta sin cuestionamientos. Pero ¿realmente todos los problemas de salud tienen su origen en el peso? La respuesta, respaldada por la ciencia, es mucho más compleja.

Gorda y saludable: No es un oxímoron

La ciencia nos demuestra que es perfectamente posible estar gordo y saludable. Estudios recientes indican que lo que importa son los hábitos de vida, no los kilos. Mantener una alimentación equilibrada, realizar actividad física regular, gestionar el estrés y dormir bien son indicadores mucho más fiables de salud que el peso corporal.

Por ejemplo, un estudio analizó que factores como la calidad de la dieta y la actividad física influyen directamente en la salud, sin importar el tamaño corporal. Este y otros trabajos respaldan el enfoque de «salud en todas las tallas» (el HAES «Health at Every Size», del que ya te he hablado en el mito anterior), que promueve el bienestar general en lugar de la obsesión por adelgazar.

Es importante destacar que el índice de masa corporal (IMC), uno de los indicadores más usados para clasificar a las personas como «con sobrepeso» u «obesas», no es un reflejo preciso de salud. Según un estudio de 2010, muchas personas clasificadas como «obesas» según el IMC tienen parámetros metabólicos normales, mientras que algunas personas delgadas presentan marcadores preocupantes. Es decir, el peso no cuenta toda la historia.

¿Delgada y poco saludable? Sí, existen

Muchos trastornos de salud que suelen asociarse con el peso corporal afectan también a personas delgadas. Tomemos la diabetes tipo 2 como ejemplo. Esta enfermedad ocurre cuando el cuerpo no usa adecuadamente la insulina o no produce una cantidad suficiente de esta hormona, lo que lleva a niveles elevados de glucosa en sangre. Aunque a menudo se relaciona con el peso corporal, factores como la genética, el sedentarismo y la calidad de la dieta son más determinantes. De hecho, personas delgadas pero sedentarias o con antecedentes familiares también pueden desarrollar diabetes tipo 2.

Lo mismo ocurre con las enfermedades cardiovasculares. Una dieta desequilibrada, el tabaquismo, el consumo excesivo de alcohol y el estrés son factores de riesgo que afectan a personas de todos los tamaños. Incluso ciertos tipos de cáncer, como el de páncreas o hígado, están más relacionados con hábitos de vida y factores genéticos que con el peso corporal.

✋ **¡NO ES NORMAL!**
EL NEGOCIO DE LAS DIETAS

En 2019, el mercado de la pérdida de peso en Estados Unidos alcanzó un valor de 78 mil millones de dólares. Empresas como Weight Watchers, Nutrisystem y Jenny Craig ganan cifras astronómicas perpetuando la idea de que la pérdida de peso es sinónimo de salud.

Este enfoque pesocentrista contribuye al estigma contra las personas gordas e ignora que la salud no depende exclusivamente del peso corporal. Además, fomenta la venta de productos y servicios que prometen soluciones rápidas y milagrosas para perder peso, muchas veces sin considerar los riesgos asociados o la falta de evidencia científica.

Lo que sí marca la diferencia

Probablemente a estas alturas de la película me esté repitiendo, pero existen muchísimos hábitos que puedes implementar y que van a ayudarte mucho más a alcanzar el bienestar que la obsesión por adelgazar. ¡Que por insistir no quede!

· **Enfócate en hábitos saludables:** Independientemente de tu peso, concéntrate en adoptar una alimentación suficiente y variada, hacer ejercicio regularmente y asegurarte de tener suficiente hidratación, descanso y manejo del estrés. Ya sabemos que todo esto es más fácil si tienes privilegios sociales y que la estigmatización y la discriminación de los cuerpos lo siguen poniendo difícil, pero vale la pena intentarlo.

- **Infórmate y cuestiona:** Lee estudios y artículos científicos que aborden la salud desde una perspectiva integral y no pesocentrista. Cuestiona las narrativas simplificadas que asocian el peso directamente con la salud.
- **Busca apoyo profesional:** Consulta a profesionales de la salud que adopten un enfoque HAES, que te orientarán sin centrar la conversación en la pérdida de peso.
- **Fomenta una relación positiva con tu cuerpo:** Practica la aceptación corporal y evita los mensajes negativos sobre tu propio cuerpo. Rodearte de personas y contenidos que promuevan la aceptación de la diversidad corporal puede sentarte genial.

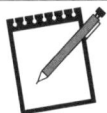

RESUMIENDO, QUE ES GERUNDIO

Perder peso no es sinónimo de salud. Un cuerpo delgado no garantiza la ausencia de enfermedades, así como un cuerpo gordo no implica que automáticamente estés enfermo.

En lugar de preocuparte por el «peso ideal», enfócate en cómo te sientes y en cómo puedes mejorar tu calidad de vida. Busca apoyo de profesionales que te acompañen sin estigmatizar tu cuerpo.

MITO 11
¿Comer de noche me hará subir de peso?

La idea de que comer de noche provoca aumento de peso es uno de esos mitos que parecen haber sobrevivido a todas las eras de la nutrición. Sin embargo, afirmar esto de manera categórica no tiene sentido.

De entrada, me gustaría hacer una reflexión. Me genera cierto debate rebatir este mito porque prefiero hablar de salud digestiva, hormonal o metabólica (lo que estoy intentando hacer a lo largo de este libro, vaya) y no centrarme en hablar de una ingesta determinada, que puede hacernos caer en teorías pesocentristas y darles a los kilos y las calorías una importancia que no merecen. Dicho esto, quiero aclarar que ninguna de las comidas que hacemos a lo largo del día tiene un poder inmenso de forma aislada, sino que el peso es el resultado del cómputo global de lo que ingerimos y de muchos otros factores. Para que nos entendamos: si un día cenas el doble de cantidad de lo que cenas habitualmente, no vas a despertarte al día siguiente con un michelín nuevo.

Una caloría es una caloría

Estudios recientes han demostrado que el momento en el que se consume la comida no tiene un impacto significativo en el aumento de peso si se mantienen equilibradas las calorías ingeridas y las gastadas a lo largo del día (el balance energético). Lo que realmente importa es la calidad y cantidad de los alimentos que consumes, así como tu nivel de actividad física y tus hábitos generales de vida (y mil factores más, pero no quiero alargar tanto el libro).

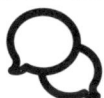

¿CIENCIA O CREENCIA?
LAS CALORÍAS NOCTURNAS

¿Cuántas veces has escuchado lo de «desayunar como un rey, comer como un príncipe y cenar como un pobre»? Siento decirte que a veces la sabiduría popular no acierta. El cuerpo no diferencia entre si te comes un bocadillo a media mañana o por la noche: tendrá las mismas calorías en ambos casos. Una caloría es una caloría, da igual si la consumes por la mañana o por la noche. Además, como hemos visto en el primer mito, no tiene sentido guiarnos por las calorías a la hora de comer.

Si tuviera que destacar algo importante sobre las cenas, sería esto: dejar un margen de una o dos horas entre la última comida del día y el momento de irte a la cama. ¿Por qué? Porque ayuda a tu digestión, a regular los ritmos circadianos y a que tus hormonas estén más tranquilas. ¿Eso significa que tiene algo que ver con el peso? No. Pero claro, hablar de salud no vende tanto como un titular de: «¡Cenar tarde engorda!».

La industria de la dieta ha hecho un arte de perpetuar este tipo de mitos para vender productos y programas milagrosos. Y, como ya te he ido diciendo a lo largo del libro, cuando solo hablamos de peso, perdemos de vista lo realmente importante: tener acceso a una alimentación suficiente, variada y nutritiva que mejore nuestro bienestar general.

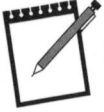

RESUMIENDO, QUE ES GERUNDIO

Cenar tarde no te hará engordar mágicamente. Sin embargo, cuidar tus horarios de comida sí puede ser una buena idea para sentirte mejor y dormir bien.

Si tienes hambre de noche, escucha a tu cuerpo y opta por opciones que te sienten bien y favorezcan tu descanso. No te castigues por comer tarde; en su lugar, observa cómo reacciona tu cuerpo y ajusta tus comidas según tus necesidades y tu rutina diaria.

MITO 12
¿El azúcar es malo?

¿De verdad estamos ante una epidemia azucarada o nos estamos obsesionando demasiado con eliminar el azúcar de nuestras vidas? La moda de los productos etiquetados como «0,0 % azúcar» ha tomado los supermercados por asalto, pero ¿es realmente necesario demonizar tanto al azúcar? ¿O estamos dejando que el miedo y las estrategias de marketing nos nublen el juicio?

No es veneno

El azúcar no es un enemigo mortal; es un hidrato de carbono simple que nuestro cuerpo utiliza como una fuente esencial de energía. Nuestro cerebro, por ejemplo, no puede funcionar sin glucosa, que es una forma de azúcar. Así que no, no estamos hablando de un veneno. Como en cualquier otro aspecto de la alimentación, lo que marca la diferencia es la cantidad y el contexto en el que lo consumimos.

¿Que el azúcar puede ser perjudicial en exceso? Claro que sí, pero lo mismo ocurre con casi todo en la vida, incluso con cosas tan esenciales como el agua. La alarma que genera el azúcar ha llevado a extremos donde parece que cualquier cantidad mínima es una amenaza, cuando en realidad no lo es. De hecho, nadie se sienta a comer azúcar a cucharadas. Siempre lo consumimos integrado en alimentos o preparaciones que no solo nos aportan energía, sino también placer, satisfacción, cultura gastronómica y momentos sociales.

Además, no todos los azúcares son iguales. Los naturales, como los de las frutas o la leche, vienen acompañados de nutrientes esenciales como vitaminas, minerales y fibra, que contribuyen a nuestra salud. Sin embargo, los productos etiquetados como «0,0 % azúcar» suelen intentar sustituirlo con edulcorantes artificiales que no siempre son una mejor opción. Por ejemplo, algunos de estos edulcorantes pueden alterar la microbiota intestinal o afectar a nuestra percepción del sabor dulce, generando más problemas a largo plazo de los que solucionan.

Por si fuera poco, el reclamo «0,0 % azúcar» a veces se utiliza como una estrategia de marketing para inflar precios. Te venden unas galletas con ingredientes sencillos y baratos a un coste mucho mayor solo porque llevan una etiqueta que promete más de lo que realmente cumple.

Azúcar y niños

Cuando hablamos de azúcar y niños, es importante matizar: la infancia es una etapa única en la que se establecen las bases de las preferencias alimenticias. Por eso, la Academia Americana de Pediatría (AAP) recomienda evitar el azúcar añadido en menores de dos años. Pero ¿por qué esta regla?

En los primeros años de vida los niños desarrollan su paladar y, con él, sus preferencias dietéticas. El azúcar añadido intensifica el sabor dulce, haciendo que los alimentos sin él les resulten menos atractivos. Por ejemplo, no sabe igual un calabacín en rodajas que un puré de zanahoria, patata y calabacín. Este extra de dulzor puede condicionar su percepción del sabor y su relación con la comida en el futuro.

Si queremos que los más pequeños crezcan disfrutando de una amplia variedad de alimentos, lo mejor es ofrecerles, desde el principio, opciones naturales y variadas que puedan probar y manosear. Frutas, verduras, legumbres, carnes, pescados, derivados vegetales... Cuanto más prueben, mejor.

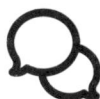

¿CIENCIA O TENDENCIA?
EL *BABY-LED WEANING* (BLW)

El *baby-led weaning* (BLW), o alimentación complementaria guiada por el bebé, no es solo una moda instagrameable llena de fotos de bebés embadurnados de calabaza. Esta práctica, que fomenta que los pequeños coman por sí mismos desde el inicio de la alimentación complementaria, tiene beneficios que van más allá de la motricidad fina.

Permitir que los niños manipulen, experimenten y prueben alimentos en su forma natural (en lugar de triturados o mezclados) ayuda a que desarrollen una relación más positiva con la comida y que acepten una mayor variedad de alimentos. Eso sí, prepárate para limpiar.

¿Y qué pasa cuando cumplen dos años y entran en contacto con alimentos con azúcar añadido? Pues ocurre algo maravilloso: ya están familiarizados con otros alimentos que disfrutan, así que las galletas y el chocolate no se convierten en el centro de su universo. Puede que te sorprendan cuando se terminen antes las uvas o se dejen a medias el chocolate.

Lo que puede complicar la relación con el azúcar es la prohibición extrema. Si restringes al máximo su consumo, el azúcar se convierte en un objeto de deseo. Y cuando finalmente lo tienen delante, en una fiesta o reunión social, es probable que lo devoren como si no hubiera un mañana. ¿La razón? No lo perciben como algo normal, sino como algo especial que no volverán a tener en casa.

Es difícil de poner en práctica porque la presión que hay en torno a las formas de maternar y paternar es bestial. Pero cuando se trata de azúcar y niños, lo importante es el equilibrio y la educación, no la obsesión.

¿Y las caries qué? Es cierto que una de las grandes preocupaciones con el azúcar en la infancia son las caries. Sin embargo, el azúcar no actúa solo, sino que las caries son el resultado de varios factores que podemos controlar:

- **Higiene dental deficiente:** No cepillarse los dientes regularmente o no usar hilo dental permite que la placa bacteriana se acumule y forme sarro.
- **Falta de flúor:** El flúor fortalece el esmalte dental, haciéndolo más resistente a los ácidos que producen las bacterias.
- **Xerostomía o boca seca:** La saliva ayuda a neutralizar los ácidos y limpiar los dientes. Si no hay suficiente, el riesgo de caries aumenta.
- **Dientes con grietas o raíces expuestas:** Estas zonas son más difíciles de limpiar y acumulan placa más fácilmente.
- **Genética:** Algunas personas tienen un esmalte más susceptible a las caries por factores hereditarios.

Si no cuidamos estos aspectos básicos y no introducimos el cepillado dental como un hábito, las bacterias presentes en la placa se alimentarán de los azúcares de los alimentos, produciendo ácidos que erosionan el esmalte y provocan caries.

Pero cuidado con exagerar: comer un bocadillo de crema de chocolate de vez en cuando no hará que los dientes de un niño se caigan en ese mismo instante. La clave está en la higiene regular y en no demonizar alimentos de manera desproporcionada.

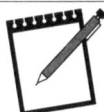

RESUMIENDO, QUE ES GERUNDIO

El azúcar no es el villano que muchas veces nos pintan y los productos 0,0 % no son la solución mágica. Es mejor que te centres en que tu alimentación sea variada y en educar a los más peques para que desarrollen una relación saludable con la comida que en evitar el azúcar a toda costa.

No te obsesiones con que los más pequeños no prueben nunca un solo gramo de azúcar. Afróntalo como la educación sexual, desde el diálogo y la información.

MITO 13
¿Las dietas *detox* limpian mi cuerpo?

«¿Te sientes hinchado después de un fin de semana de excesos? ¿Notas que necesitas resetear tu cuerpo tras las vacaciones?». Seguro que has escuchado o leído mensajes de este estilo un montón de veces. A continuación, siempre se presenta la solución ideal: las dietas *detox*, que prometen eliminar toxinas, perder peso y revitalizarte en pocos días. Sin embargo, antes de embarcarte en un plan *detox*, quédate a leer cómo nuestro cuerpo maneja esas «toxinas» que supuestamente debemos eliminar.

Un sistema *detox* incorporado

La idea detrás de las dietas *detox* es que nuestro cuerpo está lleno de toxinas que tenemos que eliminar para recuperar la salud y la energía. Según sus defensores, necesitamos hacer pausas periódicas para desintoxicar el hígado, los riñones y el resto del organismo, generalmente a base de zumos, batidos o suplementos especiales. Pero aquí viene la verdad incómoda: tu cuerpo ya se limpia solo, y lo hace de maravilla.

El cuerpo humano no se intoxica por consumir alimentos como grasas, azúcares o alcohol, ya que cuenta con órganos como el hígado y los riñones que se encargan de procesar y eliminar los compuestos de desecho. Estos órganos trabajan incansablemente para filtrar y eliminar las sustancias nocivas de nuestra sangre y cuerpo. El hígado descompone las toxinas y las transforma en compuestos menos dañinos que luego son eliminados por los riñones a través de la orina. Este proceso es continuo y no necesita de ayudas externas.

Un error común es imaginar estos órganos como si fueran filtros de café que se saturan con el tiempo y necesitan un *reset*. Pero esto no funciona así. Si tus riñones o tu hígado no pudieran cumplir con sus funciones, lo que necesitarías sería un hospital, no un batido de apio.

Un timo muy rentable

Detrás de los productos *detox* hay una mezcla de seudociencia, marketing agresivo y, lo más importante, ningún respaldo científico.

Primero, las dietas *detox* suelen ser restrictivas hasta el extremo, eliminando grupos completos de alimentos y, en muchos casos, provocando déficits nutricionales. Y lo que es aún peor, los productos *detox* que inundan el mercado —tés, zumos o suplementos— están formulados con ingredientes que no tienen ningún efecto desintoxicante real.

Además, la legislación europea es muy clara al respecto. El Reglamento (CE) N.º 1924/2006 establece que no se pueden hacer declaraciones sobre propiedades saludables en alimentos si no están respaldadas por pruebas científicas sólidas. Esto incluye la palabra «*detox*» y cualquier alusión a supuestas propiedades purificadoras.

¡NO ES NORMAL!
EL TÉ *DETOX*

Es probable que en tu *feed* de Instagram veas fotos de influencers sosteniendo botellas de té *detox* acompañadas de frases como «¡Me siento más ligera que nunca!» o «Este té ha cambiado mi vida». Pero cuidado: una experiencia personal no equivale a la evidencia científica.

Por muy bien que les haya ido a ellas (o por mucho que lo digan), los tés *detox* suelen incluir ingredientes con efectos laxantes o diuréticos que, en el mejor de los casos, solo te harán perder líquidos temporalmente. En el peor de los casos, pueden estar contraindicados para personas con problemas digestivos o renales, y su consumo prolongado puede ser perjudicial para tu salud.

En lugar de gastar dinero en productos sin respaldo científico, si quieres apoyar la función *detox* de tu organismo, come una gran variedad de alimentos frescos, mantente hidratada y haz ejercicio de forma regular.

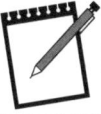

RESUMIENDO, QUE ES GERUNDIO

No existe un solo estudio científicamente sólido que sostenga la teoría detrás de los productos y dietas *detox*.

No caigas en lo del agua con limón en ayunas, por favor. Confía en tus órganos: tu hígado y tus riñones están diseñados para limpiar tu cuerpo sin necesidad de zumos o suplementos especiales.

MITO 14
¿El plato de Harvard es el invento del siglo?

Seguro que lo has visto en algún folleto de nutrición, en la consulta de tu médico o incluso en tu Instagram: el famoso plato de Harvard, esa guía visual que nos dice cómo debemos dividir los alimentos en un plato para llevar una alimentación saludable. La mitad del plato es para frutas y verduras, un cuarto para proteínas y otro cuarto para granos integrales. Pero ¿es la única opción válida si quiero comer saludable? Como ya me vas conociendo, seguro que intuyes mi respuesta: depende.

De las pirámides al plato

El plato de Harvard no es un concepto nuevo, sino una evolución de algo que ya existía. Antes de que este plato se hiciera popular, las pirámides alimentarias eran el referente más común para guiar nuestras elecciones alimenticias.

En 2011, la Escuela de Salud Pública de Harvard decidió dar un paso más allá. Tomando como base esas pirámides alimentarias, crearon una nueva representación gráfica: el plato de Harvard. Lo hicieron con la idea de simplificar la información y hacerla más accesible para todo el mundo. A diferencia de la pirámide, que tiene muchas divisiones y subapartados, el plato es mucho más visual y fácil de entender de un vistazo. La idea era que fuera un modelo más práctico, que ayudara a las personas a tomar decisiones saludables sobre sus comidas y que reflejara las recomendaciones de una dieta equilibrada.

Sin embargo, aunque parta de buenas intenciones, no podemos ignorar que tiene un enfoque muy estadounidense en sus recomendaciones y que deja de lado otras tradiciones culinarias. Siento decirte que no es la única ni la mejor herramienta para todas las personas. A continuación te explico por qué.

Cada región con su dieta

La distribución del plato de Harvard (la mitad para frutas y verduras, un cuarto para proteínas y otro cuarto para granos integrales) no siempre se adapta a las tradiciones culinarias de cada país. Por ejemplo, en España, la dieta mediterránea, reconocida por sus beneficios para la salud, incluye más grasas, como el aceite de oliva virgen extra, que no se refleja claramente en el plato de Harvard. Esto lo convierte en un modelo restrictivo. Por no hablar de que la dieta mediterránea no es el único modelo que representa nuestra cultura, ya que también contamos con la dieta atlántica, que tampoco coincidiría con las recomendaciones de Harvard. Te dejo aquí sus características y diferencias:

Dieta mediterránea: típica del área del Mediterráneo, que incluye gran parte del este y sur de España. Fue declarada Patrimonio Cultural Inmaterial de la Humanidad por la UNESCO en 2010.

- Aceite de oliva virgen extra como la principal fuente de grasa, esencial para la salud cardiovascular.
- Alto consumo de frutas, verduras y hortalizas, además de legumbres, frutos secos y cereales integrales.

· Moderada cantidad de pescado y mariscos, con un consumo más ocasional de carnes rojas.
· Vino con moderación, generalmente en las comidas.
· Uso de hierbas y especias para dar sabor, evitando el exceso de sal.

Dieta atlántica: más típica del norte de España y de Portugal, especialmente en regiones como Galicia y el País Vasco. Comparte algunos principios saludables con la mediterránea, pero tiene sus propias particularidades:

· Mayor consumo de pescado azul (salmón, atún, sardinas) y mariscos, ricos en ácidos grasos omega-3.
· Uso de mantequilla además del aceite de oliva, debido a las tradiciones ganaderas de la región.
· Patatas y otros tubérculos como base de la dieta, en lugar de los cereales.
· Mayor consumo de carne de cerdo y vacuno, gracias a la tradición ganadera.
· Productos lácteos como quesos y yogures, más presentes que en la dieta mediterránea.
· Aunque también incluye frutas y verduras, no son tan predominantes debido al clima fresco de la región.

Cabe añadir que, además de las dietas mediterránea y atlántica, en la Península Ibérica existen otros modelos alimentarios, como la dieta de la meseta castellana, más rica en carnes y legumbres, o la dieta de las Islas Canarias, influenciada por la gastronomía africana y con productos autóctonos como el gofio.

La adaptación al medio

A lo mejor piensas que en un mundo globalizado no tiene sentido comer según tu entorno. Sin embargo, ajustarse al patrón alimentario característico de la zona geográfica donde vives es importante para tu salud. Las dietas locales suelen estar adaptadas al entorno, a los productos disponibles, a las tradiciones culinarias y a las necesidades nutricionales específicas de la población.

Por ejemplo, en la dieta mediterránea, los tomates, pimientos y berenjenas crecen localmente en un clima cálido, lo que significa que tienen una mayor concentración de nutrientes que si se cultivan en otros lugares. O, si hablamos de Galicia, el pescado azul como la sardina, la caballa o el atún, junto con mariscos como mejillones y percebes, se consumen frescos, lo que incrementa su valor nutritivo, especialmente en ácidos grasos omega-3, esenciales para la salud cardiovascular.

Además, ajustarse a la dieta local no solo beneficia a la salud, sino también al medio ambiente. Al consumir alimentos locales y de temporada, se reduce la necesidad de transportarlos largas distancias, lo que disminuye las emisiones de carbono y favorece prácticas agrícolas locales y más sostenibles. Por ejemplo, en las Islas Canarias se promueve el consumo de productos autóctonos como el gofio (harina tostada de cereales) y las papas arrugadas con mojo, lo que reduce la dependencia de productos importados y favorece el uso de técnicas agrícolas sostenibles. En la otra cara de la moneda, numerosos productos han dejado de ser regionales y tienen una demanda global con consecuencias nefastas. Por ejemplo, el aumento en el consumo de aguacates en Europa ha propiciado el cultivo masivo en países como México, lo que ha generado deforestación y ha afectado a la biodiversidad local.

¿CIENCIA O CREENCIA?
LA ADAPTACIÓN A LA DIETA

Si te mudas a un sitio donde la dieta es muy diferente a la tuya, podrías experimentar desequilibrios nutricionales. Este es uno de los desafíos a los que nos enfrentamos los nutricionistas hoy en día, ya que mucha gente emigra por trabajo o estudio a lugares donde la comida varía.

Por ejemplo, si te mudas de un país mediterráneo a una región con una dieta más rica en grasas saturadas de origen animal (como en algunos países del norte de Europa), podrías aumentar el riesgo de enfermedades cardiovasculares. Las poblaciones del Mediterráneo están más acostumbradas a las grasas insaturadas del aceite de oliva y el pescado, y su cuerpo está más preparado para procesarlas.

Otro caso sería adoptar una dieta vegetariana estricta en una zona fría donde históricamente se ha consumido mucha carne. En este tipo de lugares podrías sufrir deficiencias de nutrientes esenciales, como vitamina B12 o hierro, que provienen mayormente de fuentes animales. Si no haces combinaciones adecuadas de alimentos o no tomas suplementos, tu salud podría verse afectada.

No se trata solo de costumbres, sino de cómo tu organismo procesa los nutrientes según el entorno en el que vives.

Las lagunas del plato de Harvard

Después de todo lo que te he contado, ya puedes sacar tus propias conclusiones sobre el famoso plato de Harvard. Aunque se presenta como un modelo universal, creo que, como dice el refrán, «quien mucho abarca poco aprieta». Un modelo que vale para todo el mundo, en realidad, no vale para nadie. Diría exactamente lo mismo a los que pretenden imponer la dieta mediterránea a nivel global, olvidando los gustos personales, los alimentos disponibles en diferentes países y las tradiciones culinarias locales.

Otro punto importante es que el plato de Harvard no profundiza en la calidad de los alimentos. Por ejemplo, no hace distinciones entre tipos de proteínas. No es lo mismo consumir proteínas a base de carne que optar por legumbres o pescado fresco. Además, el plato de Harvard tiene una rara aversión hacia las patatas. Parece que, como siempre, los hidratos de carbono se llevan la peor parte, cuando en realidad las patatas, como otros carbohidratos, son un alimento nutritivo y valioso.

Y no olvidemos que una persona con una vida activa y demandante, como un deportista, necesitará más proteínas y carbohidratos que los que sugiere este modelo. Mientras que alguien con condiciones específicas de salud, como diabetes o intolerancias, podría necesitar ajustes que este modelo no contempla.

Por último, es importante recordar que seguir el modelo del plato de Harvard puede convertirse en una norma rígida que no siempre funciona de manera positiva para todas las personas. Puede servir como guía inicial si sientes que tu alimentación está muy desestructurada y necesitas un punto de partida. Pero, poco a poco, es esencial que adaptes tu dieta a un modelo más flexible y sostenible en el tiempo.

En lugar de seguir el plato de Harvard al pie de la letra, quédate con algunas de sus recomendaciones generales. Por ejemplo, intenta mezclar varios grupos de alimentos en la misma comida o incorpora más cantidad de verduras y legumbres a lo largo de la semana.

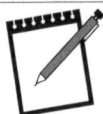

RESUMIENDO, QUE ES GERUNDIO

El plato de Harvard no es la panacea para una alimentación saludable. Es una herramienta que puede ser útil en ciertos casos, pero no debe convertirse en una regla estricta. Es esencial considerar las necesidades individuales, culturales y de salud.

Puedes usar el plato de Harvard como una guía inicial variable, pero adáptalo a tus preferencias, necesidades culturales y estilo de vida. Por ejemplo, si tu tradición culinaria incluye más legumbres, pasta, arroz, patatas o aceites como el de oliva, inclúyelos sin miedo. Escucha a tu cuerpo y haz ajustes según lo que realmente disfrutas y te sienta bien. La mejor alimentación es aquella que puedes mantener a largo plazo y que te hace sentir plena, saludable y satisfecha.

PARTE III
NUTRICIÓN Y SISTEMA ENDOCRINO

Todo lo que debes saber sobre nutrición y el sistema endocrino y su interacción con el sistema nervioso

Imagina una ciudad con un sofisticado sistema de mensajería: camiones de reparto, carteros y furgonetas. Así funciona tu cuerpo gracias a las hormonas, sustancias químicas que actúan como mensajeros transportadas por la sangre para regular funciones esenciales como el ciclo menstrual, la temperatura corporal, el hambre y la sed. Estos mensajeros son producidos por un complejo entramado de órganos y tejidos llamado sistema endocrino.

Principales glándulas del sistema endocrino

- El **eje hipotálamo-hipofisario**, ubicado en el cerebro, actúa como el centro de mando del sistema endocrino. La hipófisis, dividida en anterior y posterior, produce varias hormonas:
  * **Hipófisis anterior:** Hormona del crecimiento (GH), prolactina, TSH, FSH, LH y ACTH.
  * **Hipófisis posterior:** Oxitocina y hormona antidiurética (ADH).

  El hipotálamo regula estas hormonas y mantiene el equilibrio corporal, controlando funciones como el hambre, la sed, el sueño y la temperatura.

- **La glándula pineal**, situada cerca del hipotálamo, produce melatonina, una hormona clave para el sueño. Los niveles de melatonina aumentan durante la noche, preparando al cuerpo para descansar.
- **La glándula tiroides** podemos decir que abraza nuestra tráquea, está situada en la zona del cuello. Tiene forma de mariposa, sus dos lóbulos serían las alas de la mariposa y están unidos. ¿Recuerdas la hormona estimuladora de la tiroides (TSH) de la que hablamos en el apartado de la hipófisis? Pues esa TSH estimula la formación de una proteína llamada tiroglobulina en la glándula tiroides. Uniendo tiroglobulina y un mineral, el yodo, la glándula tiroides fabrica tres hormonas diferentes. Dos de ellas, la hormona triyodotironina (T3) y la hormona tiroxina (T4), contienen yodo, el mineral que está presente en algunos alimentos y es necesario para la producción de estas hormonas tan importantes. Nuestro metabolismo tiene mucho trabajo: digerir los alimentos (los hidratos de carbono, las proteínas y las grasas), llevarlos a donde se necesitan, almacenar los que sobran, reparar lo que se haya roto, generar suficiente energía, etc. Estas hormonas regulan el metabolismo, es decir, la conversión de alimentos en energía, y afectan a la frecuencia cardíaca, la digestión y la temperatura corporal. Que la producción de T3 y T4 falle no es un problema menor, ya que afecta a todos estos procesos. Y puede fallar, por exceso y por defecto. Es lo que se conoce como:
  * **Hipertiroidismo:** Producción excesiva de T3 y T4, acelerando el metabolismo.
  * **Hipotiroidismo:** Producción insuficiente de hormonas, ralentizando el metabolismo.

- Ubicadas detrás de la tiroides, las **paratiroides** producen la hormona paratiroidea (PTH), encargada de regular el calcio en el cuerpo, fundamental para la salud ósea. La vitamina D y la calcitonina también participan en esta regulación.

- Situadas sobre los riñones, las **glándulas suprarrenales** se dividen en corteza y médula:

  * **Corteza:** Produce cortisol (hormona del estrés), aldosterona y pequeñas cantidades de hormonas sexuales.

  * **Médula:** Produce adrenalina y noradrenalina, responsables de la respuesta al estrés (lucha o huida), aumentando la frecuencia cardíaca y los niveles de glucosa en sangre.

- El **timo**, situado en el pecho, entrena a los linfocitos T, células clave del sistema inmunitario. Produce la hormona timosina, que estimula el crecimiento y la maduración de estas células defensivas.

- Las **gónadas** (testículos y ovarios) tienen funciones reproductivas y endocrinas. Los **testículos** producen testosterona, estimulando la producción de espermatozoides y características sexuales masculinas. Los **ovarios** producen estrógenos y progesterona, regulando el ciclo menstrual y preparando el cuerpo para el embarazo.

- El **páncreas** tiene una función dual: ayuda en la digestión y regula los niveles de glucosa en la sangre mediante dos hormonas:

  * **Insulina:** Permite que las células absorban glucosa para obtener energía.

  * **Glucagón:** Aumenta los niveles de glucosa en sangre cuando están bajos.

Como ves, el sistema endocrino coordina y equilibra casi todas las funciones de nuestro cuerpo. Cuando algo falla, como una glándula que produce demasiadas o muy pocas hormonas, pueden surgir problemas de salud como diabetes, hipotiroidismo, infertilidad o enfermedades relacionadas con el estrés.

La interacción entre el sistema endocrino y el sistema nervioso

El sistema nervioso es una red compleja de células y tejidos responsables de controlar y coordinar todas las funciones del cuerpo. Su función principal es recibir estímulos del ambiente interno y externo, procesar esa información y emitir respuestas adecuadas. Es esencial para funciones como el movimiento, la percepción, el pensamiento y el mantenimiento de la homeostasis. La forma de transmitir mensajes del sistema nervioso es a través de las neuronas, que producen potenciales eléctricos (como el cable del cargador de tu móvil, vaya).

El sistema endocrino y el sistema nervioso están coordinados, formando el sistema neuroendocrino. Primero, es importante saber que las hormonas y el sistema nervioso trabajan juntos para mantener nuestro cuerpo funcionando correctamente. Las hormonas son como mensajeras químicas que viajan por el cuerpo y afectan a muchas funciones, desde nuestro estado de ánimo hasta la energía. El sistema nervioso, por otro lado, es como una red de comunicación que envía señales entre el cerebro y el resto del cuerpo.

Un buen ejemplo de esta interacción es cómo respondemos al estrés. Cuando estamos estresadas, nuestro cerebro envía señales a las glándulas suprarrenales para que liberen cortisol. Aquí vemos claramente cómo el sistema nervioso y las hormonas trabajan juntos.

Las emociones también son un buen ejemplo. Nuestras emociones pueden influir en las hormonas y viceversa. Por ejemplo, sentirse feliz puede aumentar la producción de endorfinas, conocidas como las hormonas de la felicidad, que nos hacen sentir bien (ahora en un poquito le dedico un apartado a estas endorfinas tan famosas). Al mismo tiempo, los cambios hormonales pueden afectar a nuestro estado de ánimo, como sucede durante la menopausia o el ciclo menstrual, al que ya hemos dedicado varias páginas.

Un mito común es que no podemos controlar estas interacciones, pero esto no es del todo cierto. Hay muchas maneras en las que podemos influir positivamente en cómo nuestras hormonas y nuestro sistema nervioso interactúan, por ejemplo, haciendo ejercicio regularmente y practicando técnicas de relajación.

☞ Entiende tu cuerpo como un todo, una suma de todas sus partes que no puedes separar, y prioriza las acciones que fomenten el autocuidado en las diferentes áreas de la salud.

SISTEMA ENDOCRINO

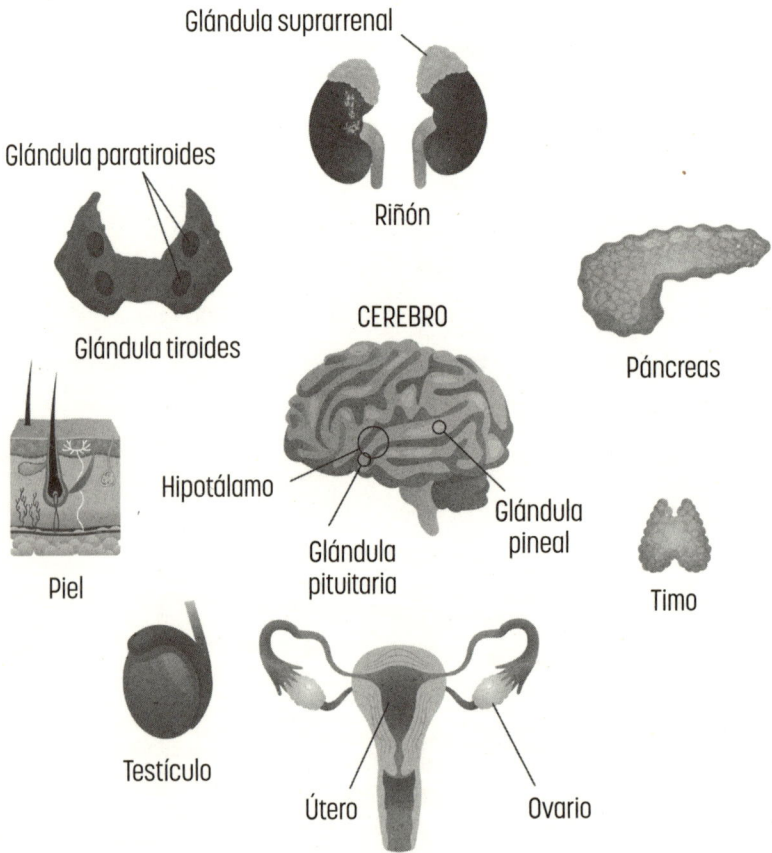

Glándula suprarrenal

Glándula paratiroides

Riñón

Glándula tiroides

CEREBRO

Páncreas

Hipotálamo

Glándula pineal

Glándula pituitaria

Piel

Timo

Testículo

Útero

Ovario

Diferencias hormonales entre mujeres y hombres

El estudio del sistema endocrino y su relación con la nutrición nos conduce a explorar cómo las diferencias entre sexos influyen en su funcionamiento, ya que las gónadas (ovarios y testículos) son órganos diferentes con funciones diferentes que segregan hormonas diferentes. Desde la pubertad hasta la menopausia y con la edad, experimentamos cambios hormonales significativos que afectan no solo a nuestra salud reproductiva, sino también a nuestro metabolismo y bienestar general.

A continuación, resumo las diferencias hormonales entre sexos (por favor, que no se interprete que estoy hablando de «género»: aquí solo me refiero al sexo biológico y, para simplificar, no incluyo la intersexualidad):

Sexo femenino

· **Pubertad:** En las personas que nacen con útero y ovarios (sexo femenino), durante la pubertad la producción de estrógenos es responsable de desencadenar el desarrollo de características sexuales secundarias femeninas, como el crecimiento de los senos, el desarrollo del vello púbico y axilar, y cambios en la forma del cuerpo. Cuando los niveles de estrógeno alcanzan un umbral suficiente para provocar la ovulación y el desprendimiento del revestimiento uterino, se da el inicio de la menstruación, conocido como menarquia. Los niveles crecientes de estrógenos también contribuyen al desarrollo de los órganos reproductores internos, como los ovarios, las trompas de Falopio, el útero y la vagina.

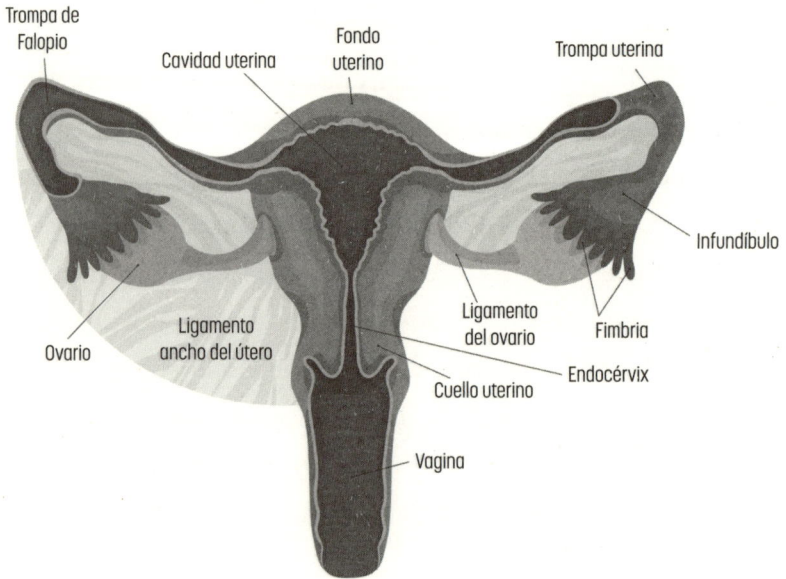

- **Etapa adulta:** En la etapa adulta los niveles de estrógenos y progesterona fluctúan durante el ciclo menstrual, afectando al metabolismo energético y a la sensibilidad a la insulina.
- **Embarazo:** Durante el embarazo se producen cambios hormonales significativos para apoyar el crecimiento y desarrollo del feto, así como para preparar el cuerpo de la persona gestante para el parto y la lactancia.

La placenta produce una hormona llamada Hormona Gonadotropina Coriónica Humana (hCG), que es la que se detecta cuando se hacen las pruebas de embarazo. Ayuda a estimular la producción de estrógenos y progesterona (producidos principalmente por los ovarios), que son esenciales para mantener el revestimiento del útero y apoyar el crecimiento del embrión. La hCG también se encarga de mantener bajos los niveles de prolactina durante el embarazo y de dispararlos tras el parto, la conocida como «subida de la leche».

Como no podía ser de otra manera, la hormona del crecimiento (GH) es la encargada del crecimiento y desarrollo del feto, por lo que también aumenta durante el embarazo. Así como la oxitocina, que es la encargada de estimular las contracciones del útero y desencadenar el parto. Por último, cabe mencionar también la hormona Corticotropina (CRH), que juega un papel fundamental en la duración del embarazo y el desarrollo fetal. En total, siete hormonas que trabajan de manera incansable durante nueve meses.

· **Menopausia:** La menopausia es el período de transición cuando cesa la menstruación y la capacidad reproductiva disminuye gradualmente, lo que resulta en una disminución de los niveles de estrógeno y progesterona. Esto provoca síntomas como sofocos, sudores nocturnos, sequedad vaginal, cambios de humor y problemas para dormir.

☞Ten mucha compasión contigo misma cuando se produzcan cambios físicos que no reconoces, las mujeres cambiamos con el tiempo porque estamos vivas y, aunque a veces nos cueste verlo, es maravilloso.

Sexo masculino

- **Pubertad:** Las personas que nacen con testículos (sexo masculino) experimentan una producción constante de testosterona, esto conduce al desarrollo de características sexuales secundarias masculinas durante la pubertad, como el crecimiento del vello facial y corporal, el aumento de la masa muscular, la profundización de la voz y el crecimiento de los órganos sexuales masculinos.

- **Etapa adulta:** A medida que envejecen, los niveles de testosterona tienden a disminuir gradualmente, provocando síntomas como disminución del deseo sexual, cambios de humor, fatiga, pérdida de masa muscular y aumento de grasa corporal. ¿Sabías que también hay un término para la menopausia del sexo masculino? Se llama andropausia.

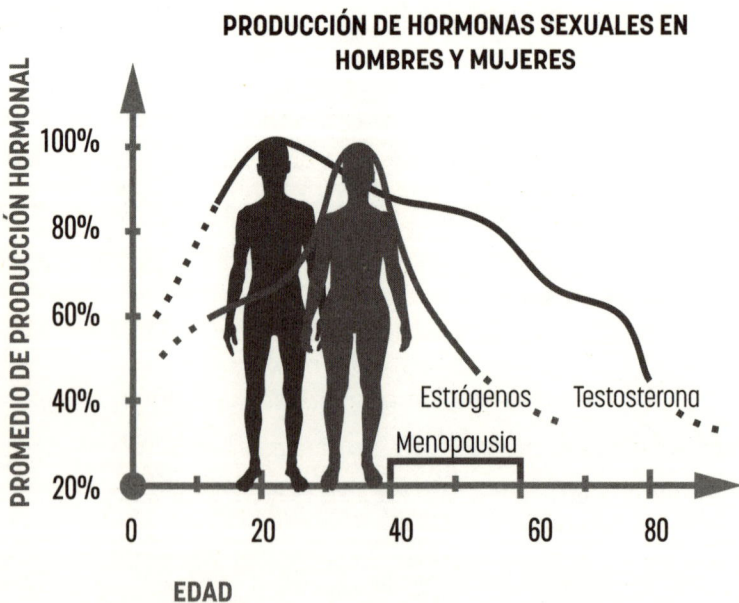

PRODUCCIÓN DE HORMONAS SEXUALES EN HOMBRES Y MUJERES

PROMEDIO DE PRODUCCIÓN HORMONAL

100%
80%
60%
40%
20%

Estrógenos   Testosterona
Menopausia

0   20   40   60   80

EDAD

Históricamente, esta división basada en diferencias biológicas ha sido utilizada para justificar normas sociales y estereotipos que alimentan la discriminación. Existen discursos que defienden que las hormonas y los cerebros masculinos y femeninos determinan comportamientos y habilidades, lo que perpetúa la desigualdad de género. Sin embargo, estudios recientes en anatomía, psicología y neurociencia han cuestionado estas ideas, señalando que las diferencias cerebrales entre hombres y mujeres no son tan evidentes como se pensaba. Es decir, las hormonas por sí solas no definen nuestras capacidades mentales ni nuestras preferencias. No podemos reducir nuestra complejidad humana a aspectos biológicos, ya que la influencia de lo sociocultural es igualmente importante.

MITO 15
¿Mi salud hormonal depende de lo que como?

Los nutrientes que contienen los alimentos son los responsables de que las hormonas se generen y de que el sistema hormonal funcione de manera adecuada. Sin embargo, no son los únicos responsables, y si solo hablamos de alimentos y nutrientes te puedes llevar una imagen equivocada de cómo funciona tu cuerpo por dentro.

Nutrición para tus hormonas

En primer lugar, vamos a hacer un repaso de los nutrientes más importantes:

- **Vitaminas del grupo B:** Estas vitaminas son esenciales para la producción y el equilibrio hormonal. Por ejemplo, la vitamina B6 es crucial para la síntesis de neurotransmisores y hormonas esteroides. La vitamina B12 y el ácido fólico (B9) también juegan roles importantes en la producción de ADN y células sanguíneas, afectando indirectamente a la regulación hormonal.

  Alimentos ricos en vitaminas del grupo B: Carnes magras, huevos, legumbres, cereales integrales, nueces y semillas.

- **Vitamina D:** Esta vitamina actúa como una hormona en el cuerpo y es vital para la salud ósea, la función inmune y la regulación del calcio. La vitamina D también influye en la producción de hormonas como la insulina y las hormonas sexuales.

Alimentos ricos en vitamina D: Pescado graso (salmón, caballa), huevos, hígado y alimentos fortificados como la leche y los cereales.

- **Ácidos grasos omega-3:** Estos ácidos grasos esenciales son fundamentales para la salud del cerebro y la producción de hormonas. Ayudan a reducir la inflamación.

  Alimentos ricos en omega-3: Pescado graso, semillas de chía, nueces y aceite de lino.

- **Magnesio:** Este mineral es necesario para más de trescientas reacciones enzimáticas en el cuerpo, incluyendo la regulación de la función hormonal. Ayuda a equilibrar las hormonas relacionadas con el estrés y a mejorar la calidad del sueño.

  Alimentos ricos en magnesio: Espinacas, almendras, aguacates, plátanos y chocolate negro.

- **Zinc:** El zinc es crucial para la función inmunológica y la síntesis de proteínas. También juega un papel en la producción de hormonas tiroideas y sexuales.

  Alimentos ricos en zinc: Carne roja, mariscos, legumbres, semillas y frutos secos.

Viendo este listado sería fácil caer en la trampa de pensar que comiendo más magnesio rebajas el estrés o que gracias a las legumbres no vas a resfriarte nunca más. Sin embargo, nuestro cuerpo no funciona de esa manera. Los nutrientes no trabajan de forma aislada; necesitan interactuar con otros nutrientes y sistemas del cuerpo para realizar sus funciones adecuadamente.

En el cuerpo, todos los sistemas están interconectados. Por ejemplo, el sistema digestivo no solo descompone los alimentos, sino que también interactúa con el sistema endocrino para regular las hormonas. Además, el sistema nervioso influye en cómo procesamos y utilizamos los nutrientes.

Por lo tanto, por un lado es fundamental consumir una alimentación suficiente y variada que incluya todos los grupos de alimentos. Esto no solo asegura la ingesta de todos los nutrientes necesarios, sino que también promueve la sinergia entre ellos, optimizando su absorción y utilización. Y, por otro lado, es clave entender que la salud hormonal no depende solo de la alimentación.

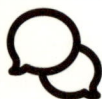

¿CIENCIA O TENDENCIA?
LA DIETA CETOGÉNICA

La dieta cetogénica, conocida por su bajo consumo de carbohidratos y alto contenido en grasas, se ha convertido en una tendencia para «regular hormonas». Sin embargo, fue concebida como una herramienta terapéutica y no como una solución universal para la pérdida de peso. A pesar de su eficacia en el contexto médico y bajo supervisión profesional, el uso indiscriminado de la dieta cetogénica para la pérdida de peso en adultos plantea riesgos considerables para la salud. Esta dieta extrema puede generar desequilibrios nutricionales, deficiencias de vitaminas y minerales, problemas renales, daños hepáticos y un aumento del colesterol LDL («malo»). Además, la cetosis prolongada puede ocasionar efectos secundarios como fatiga, irritabilidad, problemas digestivos y alteraciones en la función metabólica. Es una dieta restrictiva que puede aumentar el estrés fisiológico, lo que podría empeorar problemas hormonales en lugar de solucionarlos. Por ejemplo, niveles crónicamente altos de cortisol pueden desequilibrar otras hormonas clave como la tiroides o el estrógeno.

«Hábitos saludables», no «nutrición saludable»

Como nutricionista, uno de los mayores desafíos que enfrento es transmitir la importancia de un enfoque más complejo de la salud. La gente suele buscar soluciones rápidas y simples, a menudo alentada por mensajes alarmistas sobre «aditivos cancerígenos» o dietas de moda. Sin embargo, la verdadera salud se basa en una serie de hábitos y comportamientos interconectados.

Te dejo por aquí un par de ejemplos de hábitos que complementan la alimentación y que influyen positivamente en la segregación de nuestras hormonas:

· **La exposición diaria a la luz solar y mantener una rutina de sueño:** Los ritmos circadianos regulan muchas funciones hormonales, por lo que mantener una rutina de sueño regular y de calidad es esencial para el equilibrio hormonal. Nuestro cerebro y nuestros ojos son capaces de detectar si está amaneciendo o atardeciendo según la intensidad de la luz, y en base a eso segregan unas hormonas u otras. Por lo tanto, la luz de las pantallas o el trabajo a turnos nos están haciendo un flaco favor a la hora de regular esos ritmos circadianos.

- **El ejercicio regular:** Es fundamental para regular los ciclos hormonales, mejorar la sensibilidad a la insulina y promover la liberación de endorfinas.

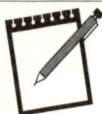

RESUMIENDO, QUE ES GERUNDIO

Promover la salud hormonal no es evitar ciertos alimentos o seguir dietas restrictivas basadas en nutrientes aislados. Se trata de adoptar un enfoque más completo que considere la interacción entre la alimentación, los ritmos circadianos, la calidad del sueño, la exposición a la luz solar y el ejercicio físico. La verdadera clave para una vida saludable está en la sostenibilidad y en el equilibrio de todos estos factores, que, como siempre digo, es un auténtico privilegio.

En lugar de obsesionarte con determinados alimentos que «benefician» a tus hormonas, busca recetas tradicionales que puedas adaptar a tus circunstancias actuales. Cualquier libro de cocina de hace treinta años va a ser una opción maravillosa. Cuando no teníamos tanta información sobre nutrición era cuando mejor nos relacionábamos con la comida.

MITO 16
¿El ejercicio físico es solo para perder peso?

Vivimos en una sociedad que ha convertido el ejercicio físico en una herramienta casi exclusiva para la pérdida de peso. Los gimnasios, las aplicaciones de fitness y los anuncios en redes sociales suelen presentarnos el deporte como una forma de lograr el cuerpo «perfecto» o alcanzar un estándar estético concreto. Asociamos el movimiento con la necesidad de encajar en moldes estéticos que poco o nada tienen que ver con la salud. Esta visión reduccionista del ejercicio nos ha llevado a olvidar sus innumerables beneficios para el bienestar general y a centrarnos solo en lo que la báscula refleja.

✋ ¡NO ES NORMAL!
LAS MUJERES EN EL DEPORTE

¿Sabías que los hombres hacen más deporte que las mujeres a lo largo de su vida? Según una encuesta realizada por el Eurobarómetro en 2018, el 40 % de los hombres en la Unión Europea realiza deporte o actividades físicas al menos una vez a la semana, en comparación con el 30 % de las mujeres. Esta diferencia no solo se observa en Europa, sino también a nivel mundial. En el ámbito del deporte profesional la brecha es aún más notable. Datos del Consejo Internacional de Ciencias del Deporte y la Educación Física (ICSSPE) indican que solo el 4 % de los deportistas que compiten profesionalmente a nivel mundial son mujeres.

Esto no es casualidad; detrás hay una combinación de barreras sociales, económicas y culturales. De entrada, muchos deportes se asocian más a hombres que a mujeres. Si desde pequeñas nos dicen que el fútbol «no es cosa de chicas» o que «no somos tan fuertes», es normal que menos mujeres se animen a practicar ciertos deportes. Además, de adultas muchas asumimos más responsabilidades domésticas, lo que nos deja menos tiempo para el ejercicio.

Y, claro, los recursos tampoco ayudan: los deportes masculinos reciben más financiación, hay más instalaciones y mucho más apoyo mediático. Un análisis de *The Guardian* (2019) muestra que solo el 4 % de la cobertura deportiva global se dedica a deportes femeninos.

Más allá de los kilos

Los datos son alarmantes. Y si a esto le sumamos que cuando practicamos deporte la mayoría de las veces solo lo hacemos para «bajar de talla», «prepararnos para la operación bikini» y este tipo de tonterías, será complicado que establezcamos una relación sana con el movimiento.

Sin embargo, quiero darte un motivo más para que te animes: la dupla que forman la actividad física y el sistema endocrino para mantenerte sana, sin importar tu talla. Cuando decides levantarte del sofá y hacer un poco de ejercicio, tu cuerpo se convierte en una fábrica de hormonas trabajando al máximo, veamos cuáles:

- **Insulina:** Es tu compañera de equipo. Cuando haces ejercicio, tu cuerpo se vuelve más sensible a la insulina, lo que significa que puede usar la glucosa en sangre de manera más eficiente. Esto es especialmente beneficioso para las personas con diabetes tipo 2 o resistencia a la insulina (en las pp. 31 y 32 hay una sección dedicada a la insulina, pero dejo esto aquí para que todas las personas a las que han metido miedo con sufrir diabetes tipo 2 vean que se puede prevenir y que no es una sentencia).

- **Cortisol:** El cortisol se libera cuando tu cuerpo siente que está en peligro. Sin embargo, un poco de ejercicio puede ayudar a regular esta hormona. Moverse de manera moderada puede reducir los niveles de cortisol, ayudando a que te sientas más relajada y menos estresada.

- **Hormona del crecimiento:** La hormona del crecimiento se libera en grandes cantidades cuando haces ejercicio, especialmente durante actividades intensas como el ejercicio de fuerza. Esta hormona es crucial para la reparación y crecimiento de músculos y tejidos.

- **Endorfinas:** Estas hormonas actúan como analgésicos naturales y mejoran tu estado de ánimo, haciéndote sentir feliz y llena de energía.

- **Adrenalina y noradrenalina:** Estas hormonas se liberan cuando haces ejercicio, preparándote para la acción al aumentar tu ritmo cardíaco y la cantidad de energía disponible. Son las que te dan ese impulso extra para terminar tu rutina de ejercicios con fuerza.

Por lo tanto, practicar ejercicio no va de perder peso; va de ganar salud. No importa tu corporalidad, el ejercicio físico puede beneficiar a tu sistema endocrino y mejorar tu bienestar general.

Con la brecha de género y la presión estética hemos topado

¡Ponte el chándal y sal a hacer ejercicio a lo loco! ¿O no? ¿Cómo? ¿Que no tienes chándal? ¿Que no venden ropa de tu talla en las tiendas físicas? ¿Que te sientes juzgada cuando entras en un gimnasio? ¿Que siempre que acudes a clases dirigidas hacen comentarios compensatorios sobre quemar la comida del fin de semana? ¿Que aunque quieras hacer ejercicio por diversión alguien siempre te pregunta cuántos kilos has perdido ya? ¡Qué curioso! Si se supone que es superfácil… Salir a andar y listo. Apuntarse al gimnasio y listo. ¿O no?

Saber que el ejercicio tiene múltiples beneficios está muy bien, que la fibra es superamiga de nuestro sistema digestivo es muy interesante también. Pero ¿por qué nadie habla de lo difícil que es llegar ahí en una sociedad que discrimina a todo el mundo todo el rato por todo? Tengo la sospecha de que quien hace según qué comentarios quiere que hagas deporte a escondidas hasta que consigas un cuerpo digno de su aprobación y, si no, olvídate de que te respete y te valide… Pues ahí no es. Acompáñame en esta triste historia para ver qué mecanismos pueden operar en eso que parece tan fácil como «salir y hacer deporte»…

La fábula del eterno capitán y su sombra invisible

José Ramón, capitán del equipo de fútbol del pueblo desde pequeño, siempre ha tenido el hábito de practicar deporte. Para él ha sido fácil adquirirlo: desde pequeño era lo que se esperaba de él. No solo jugaba al fútbol en el equipo, también en el patio del colegio, donde ocupaba la gran parte del espacio con sus amigos, dejando a las chicas en la esquina del fondo, donde hablaban de sus cosas, intercambiaban pegatinas y, alguna vez, saltaban a la comba. Toda la familia de José Ramón lo apoyaba y animaba porque pensaban que llegaría lejos en el fútbol, que era toda una promesa. Aunque no ha sido así, sigue jugando y todo el mundo habla de lo bien que jugaba y de que podría haber llegado muy lejos si no fuera por su lesión de rodilla.

De Ana, la mujer de José Ramón, nadie habla en esos términos. Ella conoce a José Ramón desde que eran adolescentes, lo ha esperado horas pasando frío en los entrenamientos, ha recorrido la comunidad autónoma entera cada fin de semana para ir a ver jugar a José Ramón. Se han casado y han tenido dos hijos, y el 90 % de los cuidados han recaído sobre Ana.

Ana estudió Biología y trabaja en un laboratorio, es una máquina en su trabajo. Pero en el pueblo de ella solo se dice que no ha recuperado el cuerpo que tenía antes de los embarazos. Que cómo se ha dejado y que cuántos kilos habrá subido ya, que si no tiene espejos en casa y que cualquier día José Ramón se va a ir con otra más joven y más delgada. Y Ana, que es consciente de todos esos comentarios, ya se ha puesto en contacto con una nutricionista para bajar de peso, aunque no sabe de dónde va a sacar el tiempo. Entre la casa, la compra, los niños, el cole, el AMPA, las extraescolares, sus padres, sus suegros, su trabajo, la ropa de entrenar de José Ramón y la de jugar los fines de semana, sus amigas, que quiere quedar con ellas y nunca consigue sacar un hueco, las alfombras, que llevan en la tintorería un año, y el cambio de armario, que ya va tocando..., pues como que le viene regular.

Ana, bajo mi humilde punto de vista, debería quemar el pueblo, con José Ramón dentro. Estoy convencida de que, si esto ocurriera, José Ramón desde el sofá gritaría: «¡Ana, mira a ver, que se me calienta la cerveza!».

<u>Moraleja:</u> recuerda a Ana cada vez que veas a una chica superjoven, supermona y superdelgada con su superconjunto de pilates entrando en el nuevo superlocal de moda del barrio más rico de Madrid. Porque Anas hay muchísimas más de las que nos gustaría y nunca se visibiliza su situación, ya que no queda tan mona en Instagram como la de la chica supertodo.

La realidad es que la actividad física es un pilar fundamental para nuestra salud integral, independientemente del peso que tengamos. El movimiento promueve una mejor calidad de vida, mejora la salud mental, reduce el riesgo de enfermedades crónicas y nos ayuda a sentirnos más conectadas con nuestro propio cuerpo. Desafortunadamente, muchas veces se nos vende la idea de que solo se debe hacer ejercicio para adelgazar, lo que crea una relación negativa con la actividad física y puede incluso desmotivar a quienes no ven cambios rápidos en su peso.

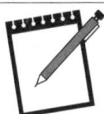

RESUMIENDO, QUE ES GERUNDIO

Debemos alejarnos de la narrativa que asocia el ejercicio exclusivamente con la pérdida de peso y empezar a valorarlo por todo lo que puede ofrecernos: bienestar emocional, equilibrio hormonal, una mayor capacidad de gestión del estrés y una vida más activa y plena, sea cual sea nuestra talla. El ejercicio no debería ser una obligación para cambiar nuestro aspecto, sino una herramienta para cuidar de nosotras mismas desde el interior, promoviendo la salud en todas sus formas.

Para de hacer ejercicio si sientes que tu relación con el deporte no es sana. Date tiempo para acercarte al deporte con una motivación distinta a la de la pérdida de peso.

MITO 17
¿Son necesarios los suplementos alimenticios?

Los suplementos de vitaminas y minerales se han convertido en un recurso popular en la búsqueda de mejorar la salud. El marketing alrededor de los suplementos ha creado una narrativa que nos hace creer que son indispensables para mantenernos saludables. Basta con echar un vistazo a las redes sociales o a los anuncios de televisión para comprobar que se nos venden productos que prometen «llenar los vacíos» nutricionales, mejorar nuestra energía, aumentar nuestra inmunidad o hacernos más jóvenes. Pero ¿realmente los suplementos nos ayudarán a mejorar nuestra apariencia física y nuestra productividad?

La cara oculta

La industria de los suplementos se ha disparado en las últimas décadas, convirtiéndose en un negocio multimillonario. Esto no es casualidad: muchas veces se nos induce a creer que nuestra alimentación es insuficiente y que siempre necesitamos un «extra» para estar sanas de verdad. Estos mensajes explotan nuestros miedos e inseguridades, especialmente en una sociedad que valora la apariencia física y la productividad por encima del bienestar integral.

Sin embargo, lo que no siempre se menciona es que los suplementos no están regulados de la misma manera que los medicamentos, lo que significa que no siempre hay garantías sobre su eficacia o seguridad. Algunos incluso pueden tener efectos adversos cuando se toman en exceso o en combinación con ciertos medicamentos.

¡NO ES NORMAL!
LA HIPERVITAMINOSIS

La vitamina A es esencial para nuestra salud: ayuda a mantener una buena visión, fortalece el sistema inmunológico y cuida nuestra piel. Es por eso que los suplementos de vitamina A se promocionan como soluciones mágicas para mejorar el aspecto físico, prevenir enfermedades e incluso combatir el envejecimiento. Sin embargo, más no siempre es mejor.

Consumir demasiada vitamina A puede llevar a una afección llamada hipervitaminosis A, que ocurre cuando el cuerpo acumula cantidades tóxicas de esta vitamina. Esto no suele suceder con la comida, ya que nuestro organismo regula bien los niveles cuando provienen de fuentes naturales. Pero con los suplementos es otro cuento: dosis altas y prolongadas pueden provocar náuseas, mareos, dolores de cabeza, caída del cabello, daño hepático e incluso problemas óseos.

La dependencia de los suplementos desvía nuestra atención de lo realmente importante: adoptar hábitos de vida saludables que incluyan una buena alimentación, ejercicio regular, descanso adecuado y gestión del estrés. En lugar de gastar tiempo y dinero en productos que nos prometen resultados rápidos y fáciles, podríamos centrarnos en mejorar nuestra relación con la comida y en escuchar lo que nuestro cuerpo necesita.

Nutrientes en su mejor versión

Nuestro cuerpo es capaz de obtener los nutrientes que necesita a través de una alimentación suficiente y variada. Las vitaminas, minerales y otros nutrientes esenciales se encuentran de manera natural en los alimentos, y, cuando seguimos una dieta rica en frutas, verduras, cereales, proteínas y grasas, estamos surtiendo a nuestro cuerpo con los recursos que necesita para funcionar correctamente.

Además, nuestro organismo está diseñado para absorber mejor los nutrientes cuando provienen de los alimentos que cuando los tomamos en forma de pastillas. Las interacciones naturales entre los diferentes nutrientes en los alimentos facilitan este proceso. Por ejemplo, la vitamina C que encontramos en las frutas cítricas mejora la absorción del hierro presente en las espinacas. Este tipo de sinergias naturales no ocurre con los suplementos, que a menudo contienen dosis artificialmente altas de un solo nutriente sin tener en cuenta estas interacciones.

En algunos casos específicos, como en personas con deficiencias nutricionales diagnosticadas, con afecciones médicas que impiden la adecuada absorción de ciertos nutrientes o embarazadas, puede ser necesario recurrir a suplementos bajo supervisión médica. Sin embargo, para la gran mayoría de la población, una alimentación equilibrada es suficiente para mantener una buena salud.

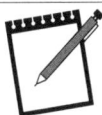

RESUMIENDO, QUE ES GERUNDIO

Necesitamos una alimentación consciente y rica en nutrientes, y un enfoque que incluya cuidar nuestra salud física y emocional sin obsesionarnos con la búsqueda constante de productos. La salud no se encuentra en un bote de pastillas, sino en cómo vivimos y cuidamos de nosotras mismas cada día.

Si tienes alguna patología, benefíciate del uso adecuado de los suplementos. Pero, si no la tienes, prioriza que los micronutrientes necesarios lleguen a tu cuerpo a través de la comida.

MITO 18
¿Hay que dormir ocho horas?

Si existe un mantra que ha cuajado en la sociedad es que «hay que dormir ocho horas al día». Se insiste a menudo en que es un requisito indispensable si queremos tener salud, pero la realidad es un poco más compleja.

Calidad, no cantidad

El sueño es uno de los pilares fundamentales para nuestro bienestar, de esto no hay ninguna duda. Sin embargo, no existe una regla universal para todas las personas. La cantidad ideal de sueño depende de muchos factores: la edad, el estilo de vida, el nivel de actividad física, el estrés y la genética. No todas las personas tienen las mismas necesidades de sueño, ya que cada cuerpo es diferente. Mientras que algunas se sienten perfectamente descansadas con siete horas, otras pueden necesitar nueve.

El sueño se compone de varios ciclos de aproximadamente noventa minutos, que incluyen fases de sueño ligero, profundo y REM (movimiento ocular rápido), siendo todas necesarias para nuestra recuperación física y mental. Dormir menos de lo que necesitamos interrumpe estos ciclos y afecta negativamente a funciones como la memoria, la concentración y la regeneración celular.

El enemigo del sueño: las pantallas

Los ritmos circadianos, que son nuestro «reloj biológico» interno, juegan un papel crucial en la regulación del sueño. Estos ritmos están muy influenciados por la luz natural, que ayuda a regular la producción de melatonina, la hormona que induce el sueño. Los receptores oculares son capaces de percibir la calidad de la luz a lo largo del día, diferenciando si es la luz del amanecer o la del atardecer, gracias a la longitud de las ondas de luz. La luz del amanecer, más azulada, activa nuestro cuerpo y nos ayuda a despertar, mientras que la luz cálida del atardecer indica que es hora de empezar a relajarse para prepararse para el descanso.

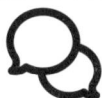

¿CIENCIA O CREENCIA?
LA SIESTA

Durante mucho tiempo, especialmente en el mundo occidental, se ha estigmatizado la siesta como una señal de pereza o improductividad. Sin embargo, se ha demostrado que una siesta corta de entre veinte y treinta minutos puede ser muy beneficiosa para restaurar la energía y mejorar el estado de ánimo. Eso sí, las siestas prolongadas, de más de una hora, pueden interferir con el sueño nocturno y desajustar los ritmos circadianos.

Hoy en día, con el auge de las pantallas y la luz artificial, nuestras rutinas diarias están más desajustadas que nunca. Pasamos gran parte del día en interiores, lo que limita nuestra exposición a la luz natural y altera nuestra capacidad para mantener un ritmo circadiano regular. Muchas veces nos exponemos a luces brillantes por la noche, lo que confunde a nuestros receptores oculares, que no pueden distinguir si es de día o de noche, afectando a la producción de melatonina y, por tanto, a la calidad del sueño. Así que, para mantener nuestros ritmos internos regulados, es crucial adaptar nuestras rutinas con el fin de recibir la mayor cantidad de luz natural durante las primeras horas del día y también evitar la luz intensa, especialmente la de pantallas, en las horas previas a dormir.

En conclusión, lo importante no es tanto la cantidad de horas exactas, sino la calidad del sueño y, sobre todo, el respeto a nuestros ciclos naturales de descanso. El mantra de las ocho horas puede crear presión y ansiedad en quienes no logran alcanzarlas, cuando en realidad es más importante escuchar a nuestro cuerpo y adaptarnos a nuestras propias necesidades.

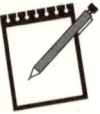

RESUMIENDO, QUE ES GERUNDIO

No deberíamos obsesionarnos con una cifra fija o sentirnos mal si no cumplimos con las «ocho horas». No es tanto la cantidad de horas, sino la calidad del sueño y el respeto a nuestros ciclos naturales lo que marca la diferencia.

Intenta reducir el uso de pantallas si quieres mejorar la calidad de tu sueño. Sin embargo, como «reducir» es sinónimo de restringir y nuestro cerebro no lleva bien la restricción, ¿por qué no te planteas incorporar otras actividades? Puedes intentar aumentar tus horas de lectura o de actividades al aire libre, poco a poco, lo que hará que las horas con pantallas disminuyan solas.

MITO 19
¿La regla tiene que doler?

Desde que muchas niñas tienen su primera menstruación, se les enseña a aceptar el dolor como una parte inevitable de la vida. La idea de que «la menstruación debe doler» se ha difundido durante generaciones, estableciendo una relación casi automática entre el ciclo menstrual y el sufrimiento. Sin embargo, es hora de que empecemos a cuestionar esta creencia.

No es normal; es común

Uno de los mayores malentendidos en torno a la menstruación es confundir lo común con lo normal. Muchas mujeres y personas menstruantes experimentan cólicos menstruales, conocidos como dismenorrea, pero eso no significa que el dolor extremo o constante sea una parte inevitable de la menstruación. Hay que hacer una distinción importante aquí: un leve malestar o cierta incomodidad durante el ciclo menstrual puede ser parte del proceso fisiológico, pero el dolor incapacitante no debería ser considerado «normal».

Según estudios médicos, alrededor del 80 % de las mujeres experimentan dismenorrea en algún punto de sus vidas, pero entre el 10 % y el 15 % sufre dolores tan severos que interfieren con sus actividades diarias, lo que puede indicar afecciones médicas subyacentes, como la endometriosis, los quistes ováricos o el síndrome de ovario poliquístico (SOP). A pesar de esto, las mujeres que buscan atención médica por dolor menstrual a menudo se enfrentan a un sesgo sistemático en la atención de su salud, donde se minimizan sus síntomas o se les dice que simplemente deben «aguantar». Esta respuesta despoja a las mujeres de su derecho a una atención adecuada y mantiene la idea de que su sufrimiento es algo que deben soportar.

La medicalización del cuerpo femenino

El tratamiento del cuerpo femenino a lo largo de la historia ha estado marcado por la desinformación y el control, tanto médico como social.

Durante siglos, las mujeres fueron vistas como cuerpos inferiores, biológicamente predispuestos a la debilidad, y la menstruación fue utilizada como evidencia de esa supuesta debilidad. En la antigua Grecia, por ejemplo, Hipócrates consideraba la menstruación como una forma de purga necesaria para equilibrar el cuerpo femenino, ya que creía que las mujeres eran más susceptibles a acumular «humores» dañinos. En la Edad Media y el Renacimiento la menstruación continuaba siendo vista como un proceso impuro, y las mujeres se enfrentaban a todo tipo de prohibiciones sociales y médicas durante sus ciclos.

A lo largo del tiempo, estas creencias dieron lugar a una visión de la menstruación como un proceso naturalmente doloroso, reforzando la idea de que el cuerpo de la mujer es intrínsecamente problemático. Este mito aún persiste y ha llevado a que muchas mujeres no busquen ayuda médica cuando sufren dolores menstruales severos, ya que se les ha enseñado a aceptarlo como si formara parte de ser mujer.

¡NO ES NORMAL!
EL DOLOR MENSTRUAL SUBESTIMADO

A lo largo de la historia, la ciencia médica ha priorizado los cuerpos masculinos en la investigación clínica y, hasta hace poco, el dolor menstrual y las condiciones ginecológicas han recibido poca atención en los estudios científicos.

Además, el dolor de las mujeres, especialmente el relacionado con la menstruación, se ha subestimado sistemáticamente. Un estudio publicado en 2001 en el *Journal of Law, Medicine & Ethics* reveló que las mujeres que se quejan de dolor tienen más probabilidades que los hombres de recibir recetas de ansiolíticos o antidepresivos que de analgésicos, lo que indica que el dolor de las mujeres se considera a menudo psicológico o emocional, no físico. Esta es una manifestación clara de cómo el sesgo de género ha permeado la medicina, perpetuando la idea de que las mujeres exageran su dolor o que simplemente son más «emocionales». La «histeria femenina», un diagnóstico común hasta bien entrado el siglo xx, es un ejemplo claro de cómo la experiencia del cuerpo femenino ha sido históricamente patologizada.

La aceptación generalizada de que la menstruación debe doler crea un círculo vicioso. Las niñas, desde una edad temprana, aprenden a tolerar el malestar sin cuestionarlo y, en muchos casos, sin saber que podrían estar padeciendo una afección médica tratable. El silencio en torno al dolor menstrual no solo contribuye a la normalización del sufrimiento, sino que también limita el acceso a tratamientos adecuados.

Hay que empezar a hablar del dolor menstrual, y para eso es crucial promover una educación menstrual integral que comience en la infancia y continúe durante toda la vida. Esta educación debe despojarse del enfoque de «vergüenza» o «secreto» que ha caracterizado la enseñanza de la menstruación en muchas culturas y, en su lugar, enseñar a las personas menstruantes que sus cuerpos son poderosos y que su ciclo menstrual no debe ser una fuente de dolor ni incomodidad extrema.

Una educación integral también debe incluir información sobre los signos de posibles afecciones subyacentes, como la endometriosis, y proporcionar recursos para recurrir a la ayuda médica cuando sea necesario.

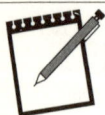

RESUMIENDO, QUE ES GERUNDIO

La regla no debe doler y, si genera mucho malestar, puede ser un síntoma de alguna complicación de salud no diagnosticada.

No aceptes el dolor menstrual como algo «normal». Si el dolor interfiere con tu vida diaria, busca atención médica con un enfoque de género que considere tus síntomas de manera global. La menstruación no debe ser una fuente de sufrimiento. Infórmate sobre afecciones subyacentes como endometriosis o síndrome de ovario poliquístico (SOP) y exige una evaluación adecuada.

MITO 20
¿El SOP se resuelve bajando de peso?

El síndrome de ovario poliquístico (SOP) es una de las afecciones endocrinas más comunes entre las mujeres y personas menstruantes en edad fértil, y afecta aproximadamente al 10-15 % de la población. A pesar de su prevalencia, el SOP ha sido objeto de numerosos malentendidos, especialmente en lo que respecta a su tratamiento y manejo.

Una realidad compleja

El síndrome de ovario poliquístico es un trastorno endocrino caracterizado por una combinación de síntomas que varían ampliamente entre quienes lo padecen. Sin embargo, a menudo se presenta con los siguientes signos y síntomas clave:

- Ciclos menstruales irregulares o ausencia de menstruación (amenorrea).
- Exceso de andrógenos (hormonas masculinas) que puede provocar signos visibles como acné, hirsutismo (crecimiento excesivo de vello en áreas típicamente masculinas, como el rostro o el abdomen) y pérdida de cabello (alopecia androgénica).
- Presencia de múltiples quistes en los ovarios, visibles mediante ecografía, aunque no siempre presentes en todas las personas con SOP. Así que es cuando menos curioso que «los ovarios poliquís-

ticos» den nombre a esta patología cuando ni siquiera son un síntoma común a todas las personas.

· Resistencia a la insulina, lo que significa que el cuerpo tiene dificultad para usar la insulina de manera efectiva, aumentando el riesgo de desarrollar diabetes tipo 2.

· Ganancia de peso o dificultad para perderlo, aunque esto no es un síntoma universal y no define el diagnóstico.

A pesar de la gran variedad de manifestaciones del SOP, se ha simplificado de manera excesiva en muchos entornos médicos, asumiendo que las personas que lo padecen están necesariamente en cuerpos de mayor tamaño. Este enfoque pesocentrista ha llevado a la creencia errónea de que la pérdida de peso es la «cura» para el SOP. Sin embargo, el peso corporal es solo un aspecto de un problema mucho más complejo. Es esencial recalcar que las personas delgadas también pueden padecer SOP y que centrar el tratamiento únicamente en la pérdida de peso puede ser perjudicial, además de ineficaz, para abordar los desequilibrios hormonales subyacentes.

Más allá de la báscula

En un enfoque de nutrición no pesocentrista, nos alejamos de la idea de que el control del peso es la única vía para gestionar el SOP. En lugar de eso, se proponen estas medidas:

· **Enfoque en la salud metabólica:** En lugar de sugerir dietas restrictivas que promuevan la pérdida rápida de peso, se aboga por una alimentación que ayude a mejorar los niveles de glucosa e insulina. El SOP se asocia con la resistencia a la insulina en un alto porcentaje de casos, por lo que una nutrición que mejore los niveles de glucosa en sangre, mediante un enfoque no restrictivo, es más efectiva para mitigar los síntomas.

· **Atención al ciclo menstrual:** En lugar de centrar la atención en los quistes o el peso corporal, es importante observar el ciclo menstrual y trabajar para regularlo. Esto puede implicar estrategias nutricionales, pero también tratamientos médicos o el uso de suplementos, como el myo-inositol.

· **Reducción del estrés:** El estrés tiene un impacto directo en las hormonas y muchas personas con SOP experimentan un aumento en la liberación de cortisol, que a su vez afecta al equilibrio hormonal general.

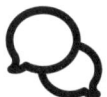

¿CIENCIA O TENDENCIA?
EL MYO-INOSITOL

En los últimos años, el myo-inositol ha ganado popularidad como un suplemento para el manejo del SOP. Pero ¿realmente funciona?

El inositol es un compuesto natural similar a una vitamina (a menudo clasificado como parte del complejo de vitaminas B) que se encuentra en muchos alimentos, como frutas, carnes, nueces y cereales. El myo-inositol es una forma específica de inositol que ha mostrado beneficios en la mejora de la función ovárica, la sensibilidad a la insulina y el equilibrio hormonal en personas con SOP.

¿Cómo funciona el myo-inositol?

El myo-inositol actúa como un segundo mensajero en varias vías hormonales y metabólicas importantes, particularmente en la regulación de la insulina y la función ovárica:

- Mejora de la sensibilidad a la insulina: Al mejorar la capacidad del cuerpo para usar la insulina de manera eficiente, el myo-inositol puede ayudar a regular los niveles de glucosa en sangre y reducir los síntomas de la resistencia a la insulina, un factor clave en el SOP.

- Regulación del ciclo menstrual: Varios estudios han mostrado que el myo-inositol puede ayudar a restablecer la ovulación en mujeres con SOP, lo que a su vez puede mejorar la regularidad de los ciclos menstruales.

- Reducción de los niveles de andrógenos: El exceso de andrógenos, responsable del acné, el hirsutismo y la pérdida de cabello en personas con SOP, también puede verse reducido con el uso de myo-inositol, lo que podría ayudar a mitigar estos síntomas.

Myo-inositol vs. myo-inositol + D-chiro-inositol: ¿Qué dicen los estudios?

Existen diversas formulaciones de myo-inositol en el mercado y muchos de estos productos también incluyen D-chiro-inositol, otra forma de inositol que a menudo se combina con el myo-inositol para mejorar su efectividad en el tratamiento del SOP.

1. Myo-inositol solo: Estudios han demostrado que el myo-inositol en solitario puede ser eficaz para mejorar la sensibilidad a la insulina y regular los ciclos menstruales en personas con SOP. Además, mejora la calidad de los ovocitos en aquellas que buscan embarazo, siendo una opción segura y efectiva sin efectos secundarios graves.

2. Myo-inositol + D-chiro-inositol: La combinación de ambos inositoles en una proporción 40:1 ha mostrado beneficios adicionales. En particular, la combinación parece ser más efectiva para mejorar los parámetros metabólicos y reducir los niveles de andrógenos, en comparación con el myo-inositol solo. Sin embargo, algunas investigaciones sugieren que el exceso de D-chiro-inositol podría interferir en la ovulación.

Además de las medidas médicas, en el tratamiento del SOP es clave la escucha activa y la validación de las experiencias de quienes lo padecen, ya que a menudo han tardado en tener un diagnóstico y puede que hayan tenido malas experiencias con profesionales que se han centrado en la pérdida de peso.

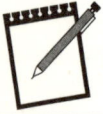

RESUMIENDO, QUE ES GERUNDIO

El SOP es un trastorno complejo que requiere un enfoque multidisciplinar, lejos de las creencias pesocentristas que simplifican la salud a través del prisma del peso corporal. El myo-inositol, con respaldo científico, ofrece una opción prometedora para mejorar la salud metabólica y hormonal en personas con SOP, pero debe utilizarse como parte de una estrategia integral que contemple la salud emocional, la nutrición no restrictiva y el bienestar a largo plazo.

No dejes que el peso sea el único enfoque en el tratamiento del SOP. Opta por una atención que considere tus niveles de insulina, la regularidad de tu ciclo menstrual y tus síntomas hormonales. En lugar de dietas restrictivas, busca mejorar tu salud metabólica con una alimentación suficiente, rica en fibra, grasas y proteínas.

MITO 21
¿La endometriosis se soluciona con suplementos y dietas?

Uno de los mitos más comunes y dañinos sobre la endometriosis es que se trata de «dolor menstrual fuerte» o que simplemente es parte del ciclo menstrual. Este malentendido minimiza la experiencia de quienes padecen esta enfermedad y contribuye a la desestimación de los síntomas por parte de profesionales de la salud, amigos, familiares e incluso quienes la sufren.

El impacto en el cuerpo

La endometriosis no es solo dolor menstrual. Es una afección en la que el tejido similar al endometrial (que normalmente recubre el útero) crece fuera de él, afectando a órganos como los ovarios, las trompas de Falopio, la vejiga, el intestino y, en casos raros, otros órganos más distantes. Esto puede generar inflamación crónica y dolor severo. No está limitada al periodo menstrual, ya que puede causar dolor constante o intermitente fuera de los días de sangrado. Sus principales síntomas son:

1. **Dolor pélvico crónico:** El dolor puede ser cíclico o constante y suele ser mucho más intenso que los cólicos menstruales comunes.

2. **Menstruación dolorosa (dismenorrea):** Los cólicos menstruales severos que interfieren con la vida diaria son comunes.

3. **Dolor durante o después de las relaciones sexuales (dispareunia):** Muchas personas con endometriosis experimentan dolor durante las relaciones sexuales debido a la inflamación y las adherencias en los órganos pélvicos.

4. **Problemas digestivos:** Los síntomas gastrointestinales, como distensión abdominal, diarrea o estreñimiento, son comunes debido al posible crecimiento de tejido endometrial en el intestino.

Aliviar no es combatir

A lo largo de los años, ha habido un creciente interés en el rol de la nutrición y los suplementos como apoyo en el tratamiento de la endometriosis. Aunque muchas personas buscan alternativas no farmacológicas para aliviar los síntomas, es fundamental comprender tanto las posibilidades como las limitaciones de estas intervenciones.

Existen varios suplementos en el mercado que prometen ayudar a las personas con endometriosis a manejar sus síntomas, generalmente al enfocarse en la reducción de la inflamación o el equilibrio hormonal. Algunos de los más populares incluyen omega-3, cúrcuma (curcumina), vitamina D, magnesio, resveratrol y otros antioxidantes. Veamos si funcionan o no y qué nos dice la ciencia.

¿CIENCIA O CREENCIA?
LOS SUPLEMENTOS

· Omega-3 (ácidos grasos esenciales)

Los ácidos grasos omega-3, presentes en alimentos como el pescado graso, han sido recomendados para personas con endometriosis debido a sus propiedades antiinflamatorias. Los estudios sugieren que una mayor ingesta de omega-3 puede reducir la producción de unas sustancias muy puñeteras llamadas prostaglandinas inflamatorias, que contribuyen al dolor menstrual.

Evidencia: Existen estudios que demuestran que la suplementación con omega-3 puede tener un efecto modulador sobre la inflamación, pero no es una cura para la endometriosis. Puede ayudar a reducir el dolor, pero debe ser parte de una estrategia más amplia de manejo.

Eficacia comparativa: La suplementación con omega-3 es más efectiva que otros suplementos antiinflamatorios en la reducción del dolor menstrual en algunos estudios, pero su impacto es moderado en comparación con los tratamientos farmacológicos.

· Cúrcuma (Curcumina)

La curcumina, el principio activo de la cúrcuma, ha ganado popularidad como un suplemento antiinflamatorio natural. Se ha sugerido que podría ayudar a reducir el dolor y la inflamación asociados con la endometriosis.

Evidencia: Aunque la curcumina tiene propiedades antiinflamatorias en estudios de laboratorio, la evidencia en seres humanos con endometriosis es limitada. Se necesita más investigación para comprender su efectividad en el alivio de los síntomas. Además, la dosis presente en los alimentos de forma natural es insuficiente, por mucho que intentemos aumentar su absorción combinándola con pimienta negra.

Eficacia comparativa: La curcumina parece ser útil como complemento a otros enfoques terapéuticos, pero no debe considerarse un tratamiento principal.

· Vitamina D

Se ha investigado el rol de la vitamina D en la regulación de la inflamación y la función inmunológica. Las personas con endometriosis a menudo tienen niveles más bajos de vitamina D, y se ha sugerido que su suplementación podría ser beneficiosa.

Evidencia: Algunos estudios observacionales han encontrado que las personas con endometriosis tienen niveles bajos de vitamina D, pero la evidencia de que la suplementación mejore significativamente los síntomas es limitada.

Eficacia comparativa: Aunque puede ser útil para la salud ósea y el sistema inmunológico, la vitamina D no ha demostrado ser un tratamiento primario para la endometriosis.

· Magnesio

El magnesio es conocido por su capacidad para relajar los músculos y reducir los espasmos musculares, lo que podría ser útil en personas que experimentan dolor pélvico severo.

Evidencia: El magnesio es efectivo para reducir los calambres musculares y podría ser beneficioso para algunas personas con dolor menstrual. Sin embargo, no trata la inflamación subyacente de la endometriosis.

Eficacia comparativa: Es eficaz para el alivio del dolor muscular, pero no combate la enfermedad subyacente.

Si has leído el análisis comparativo de suplementos, te habrás dado cuenta de que algunos suplementos como el omega-3 y el magnesio pueden proporcionar alivio sintomático. Sin embargo, ningún suplemento dietético ha demostrado ser lo suficientemente potente como para tratar la endometriosis por sí solo. Por tanto, los suplementos pueden ser útiles como parte de un enfoque complementario, pero no deben considerarse una alternativa a los medicamentos o a las intervenciones quirúrgicas cuando estas son necesarias.

Además de los suplementos, otro enfoque habitual para tratar la endometriosis consiste en centrarse en la dieta. Es cierto que las intervenciones dietéticas tienen un papel, pero no son la solución mágica. Las llamadas «dietas antiinflamatorias» son bastante cuestionables.

El concepto de una «dieta antiinflamatoria» sugiere que ciertos alimentos pueden reducir la inflamación de manera significativa, pero no existe una dieta universal que logre esto en todas las personas. Los alimentos ricos en antioxidantes, fibra y grasas esenciales pueden apoyar una respuesta inmunológica más equilibrada, pero no son una cura para la inflamación crónica severa, como la que ocurre en la endometriosis.

Las recomendaciones generales de alimentación saludable, como aumentar el consumo de frutas, verduras, granos integrales y grasas insaturadas, son positivas para la salud en general, pero confiar exclusivamente en cambios dietéticos como tratamiento para la endometriosis es insuficiente.

Las personas con endometriosis experimentan dolor crónico que, en muchos casos, requiere tratamiento con medicamentos antiinflamatorios no esteroideos (AINE), anticonceptivos hormonales para suprimir el ciclo menstrual o incluso cirugía para eliminar el tejido endometrial ectópico. Intentar tratar una afección tan compleja exclusivamente a través de alimentos o suplementos no solo es ineficaz, sino potencialmente dañino, ya que desvía la atención de los tratamientos que realmente pueden aliviar el dolor y mejorar la calidad de vida.

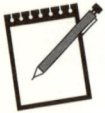

RESUMIENDO, QUE ES GERUNDIO

Es importante desmitificar la idea de que la dieta, por sí sola, puede curar la endometriosis. La alimentación puede ser un complemento en el manejo de la salud, pero tiene sus limitaciones. Los tratamientos farmacológicos y quirúrgicos siguen siendo las opciones más efectivas para manejar esta enfermedad, especialmente en casos severos.

No ignores los síntomas de dolor pélvico intenso o crónico como «simple dolor menstrual». La endometriosis es una afección seria que necesita un diagnóstico adecuado. Busca atención médica especializada y considera un enfoque multidisciplinar que incluya tratamiento médico, manejo del dolor y apoyo nutricional.

MITO 22
¿Las irregularidades menstruales tienen que ver con el peso?

Las irregularidades menstruales, como la amenorrea (ausencia de menstruación), la dismenorrea (dolor menstrual severo) y la oligomenorrea (ciclos menstruales infrecuentes), son trastornos que afectan profundamente a la calidad de vida de muchas mujeres y personas menstruantes. Sin embargo, a menudo se encuentran rodeadas de mitos, malentendidos y un enfoque excesivamente pesocentrista (¡otra vez!), que atribuye el problema a la ganancia o pérdida de peso sin abordar los factores subyacentes.

La amenorrea

La amenorrea, o la ausencia de menstruación, se ha asociado errónea-mente con el peso corporal y muchas veces se reduce a una conversa-ción sobre el índice de masa corporal (IMC). A menudo, se sugiere a las personas que sufren de amenorrea que ganen o pierdan peso para «resolver» el problema, ignorando las múltiples causas subyacentes que pueden estar contribuyendo a esta afección.

La amenorrea puede ser primaria (cuando la menstruación no ha comenzado antes de los dieciséis años) o secundaria (cuando se detiene después de haber tenido ciclos regulares). Hay múltiples causas posibles y no todas están relacionadas con el peso corporal:

- **Desequilibrios hormonales:** Un mal funcionamiento en el eje hipotalámico-hipofisario-ovárico puede interrumpir la producción de hormonas necesarias para la menstruación.
- **Estrés crónico:** El estrés afecta al eje hipotalámico, suprimiendo la producción de hormonas reproductivas y contribuyendo a la amenorrea. Esto es común en personas con altos niveles de estrés o que practican ejercicio intenso.
- **Síndrome de Ovario Poliquístico (SOP):** El SOP puede causar amenorrea o ciclos menstruales irregulares debido al desequilibrio hormonal.
- **Trastornos tiroideos:** Tanto el hipotiroidismo como el hipertiroidismo pueden interferir con la regulación del ciclo menstrual.

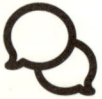

¿CIENCIA O CREENCIA?
SUPLEMENTOS PARA LA AMENORREA

Existen suplementos populares que se recomiendan para la amenorrea, aunque su efectividad varía dependiendo de la causa subyacente de la afección.

- **Vitamina D**

La vitamina D es esencial para la regulación de muchas funciones corporales, incluida la función hormonal. Algunas personas con amenorrea tienen deficiencia de vitamina D, y se ha sugerido que la suplementación podría ayudar a restaurar la menstruación.

Evidencia: Estudios han mostrado una relación entre la deficiencia de vitamina D y problemas menstruales, pero su efectividad para tratar la amenorrea no está bien establecida. Puede ser útil en personas con deficiencia, pero no es una solución universal.

· **Ácidos grasos omega-3**

Los omega-3 tienen propiedades antiinflamatorias y pueden ser útiles para equilibrar las hormonas y reducir el estrés.

Evidencia: En personas con amenorrea debido al estrés o ejercicio excesivo, los omega-3 pueden ayudar a mejorar el equilibrio hormonal. Sin embargo, su impacto directo en la restauración de la menstruación es limitado.

· **Vitamina B6**

La vitamina B6 se ha utilizado tradicionalmente para tratar problemas hormonales debido a su papel en la síntesis de neurotransmisores y hormonas.

Evidencia: En algunos estudios, la suplementación con vitamina B6 ha mostrado mejorar el equilibrio hormonal, pero se necesitan más investigaciones específicas sobre su efecto en la amenorrea.

Por lo tanto, la suplementación no es un remedio universal ni ha demostrado ser eficaz en todos los casos.

En cambio, algunas estrategias que se han demostrado que funcionan son:

- **Aumento de la ingesta:** Es fundamental asegurarse de que el cuerpo recibe suficientes nutrientes para apoyar las funciones hormonales. Aumentar la ingesta de grasas, carbohidratos complejos y proteínas de calidad puede ser beneficioso.

- **Reducción del ejercicio intenso:** En casos de amenorrea hipotalámica, reducir la intensidad del ejercicio y priorizar actividades de bajo impacto puede ayudar a restaurar el equilibrio hormonal.

- **Terapia psicológica:** El análisis de conducta ha probado su eficacia en el abordaje de trastornos de la conducta alimentaria, patología relacionada con la amenorrea hipotalámica en un alto porcentaje.

La dismenorrea

La dismenorrea, o el dolor menstrual severo, ha sido normalizada y aceptada como una parte inevitable de ser menstruante. A muchas personas se les ha enseñado que el dolor es algo que deben soportar y que no hay mucho que se pueda hacer al respecto. Sin embargo, como ya hemos visto anteriormente, el dolor menstrual incapacitante no es normal y puede indicar un desequilibrio o una afección subyacente, como la endometriosis.

- **Dismenorrea primaria:** Está relacionada con un exceso de prostaglandinas, sustancias químicas que hacen que el útero se contraiga con demasiada intensidad, causando dolor. No está asociada con una afección subyacente.

· **Dismenorrea secundaria:** Está vinculada a afecciones ginecológicas subyacentes, como la endometriosis, los fibromas uterinos o la enfermedad inflamatoria pélvica. Este tipo de dolor es más severo y puede durar más tiempo.

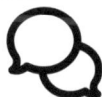

¿CIENCIA O CREENCIA?
SUPLEMENTOS PARA LA DISMENORREA

Los suplementos para la dismenorrea suelen estar dirigidos a reducir la inflamación y aliviar los espasmos musculares. A continuación, comparo algunos de los más populares.

· **Magnesio**

El magnesio es conocido por sus propiedades relajantes musculares y su capacidad para reducir los espasmos uterinos.

Evidencia: Existe evidencia sólida de que el magnesio puede ayudar a reducir los calambres menstruales y la severidad de la dismenorrea. Es uno de los suplementos más efectivos para este síntoma.

· **Jengibre**

El jengibre es un antiinflamatorio natural que se ha utilizado para aliviar el dolor menstrual.

Evidencia: Algunos estudios han demostrado que la suplementación con dosis adecuadas de jengibre puede reducir el dolor menstrual con menos efectos secundarios que los fármacos habituales.

· **Vitamina E**

La vitamina E puede reducir la producción de prostaglandinas, las sustancias responsables del dolor menstrual.

Evidencia: Los estudios han mostrado que la vitamina E puede disminuir los síntomas de dismenorrea, especialmente cuando se toma unos días antes de la menstruación.

Además del uso de suplementos, existen algunas estrategias para manejar el dolor de la dismenorrea:

- **Alimentación:** Consumir alimentos ricos en antioxidantes, como frutas y verduras frescas, puede ayudar a reducir la inflamación. Las grasas omega-3 también juegan un papel clave en la reducción de la producción de prostaglandinas.
- **Ejercicio suave:** Aunque el ejercicio intenso puede ser difícil durante el dolor menstrual, actividades ligeras como caminar o hacer yoga pueden aumentar el flujo sanguíneo y reducir el malestar.
- **Uso de analgésicos cuando sea necesario:** Medicamentos para el manejo del dolor, como antiinflamatorios no esteroides (ibuprofeno, naproxeno), especialmente cuando el dolor es incapacitante.

La oligomenorrea

La oligomenorrea, que se refiere a ciclos menstruales infrecuentes (más de treinta y cinco días entre menstruaciones), a menudo se considera una irregularidad menor y sin consecuencias. Sin embargo, los ciclos menstruales infrecuentes pueden ser un signo de desequilibrios hormonales importantes, como el SOP, o problemas relacionados con la tiroides. Ignorar la oligomenorrea puede llevar a un retraso en el diagnóstico de trastornos subyacentes que requieren atención médica. Las causas de la oligomenorrea son:

- **Desequilibrios hormonales:** Problemas en la producción de hormonas sexuales, como el estrógeno y la progesterona, pueden alterar la regularidad del ciclo.
- **SOP:** El síndrome de ovario poliquístico es una causa común de oligomenorrea debido a la anovulación (falta de ovulación).
- **Problemas tiroideos:** Tanto el hipotiroidismo como el hipertiroidismo pueden causar ciclos menstruales irregulares.

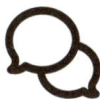

¿CIENCIA O CREENCIA?
SUPLEMENTOS PARA LA OLIGOMENORREA

La oligomenorrea puede beneficiarse de suplementos que apoyen el equilibrio hormonal:

· **Myo-inositol**

Este suplemento ha demostrado ser útil en personas con SOP para restaurar la ovulación y regular los ciclos menstruales.

Evidencia: El myo-inositol ha demostrado ser efectivo para mejorar la ovulación y la regularidad del ciclo en personas con desequilibrios hormonales, especialmente aquellas con SOP.

· **Vitamina B12 y folato**

Estas vitaminas son esenciales para la producción de glóbulos rojos y el funcionamiento adecuado del sistema nervioso, y pueden ser útiles en personas con desequilibrios hormonales.

Evidencia: La suplementación con B12 y folato puede mejorar la salud general y apoyar el equilibrio hormonal, especialmente en personas con deficiencias.

Las afecciones como la amenorrea, dismenorrea y oligomenorrea pueden tener un impacto significativo en la vida diaria, y es esencial que quienes las padecen sientan que sus experiencias son validadas. La perspectiva no pesocentrista nos recuerda que el bienestar no se mide solo por el peso corporal, sino por una comprensión integral de la salud, que incluya el bienestar emocional, la calidad de vida y el tratamiento médico adecuado.

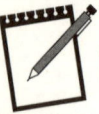

RESUMIENDO, QUE ES GERUNDIO

Si bien los suplementos pueden ser útiles en ciertos contextos, no deben considerarse una solución mágica. Un enfoque integral, que combine cambios nutricionales, manejo del estrés, tratamientos médicos y, cuando sea necesario, el uso de fármacos para aliviar el dolor, es el camino más efectivo para tratar estas afecciones.

💡 Si experimentas ausencia de menstruación (amenorrea), dolor menstrual severo (dismenorrea) o ciclos irregulares (oligomenorrea), no te conformes con respuestas simplistas centradas en el peso. Estas afecciones pueden estar relacionadas con desequilibrios hormonales, estrés o problemas tiroideos.

MITO 23
¿La regla me vuelve emocionalmente inestable?

La idea de que las personas menstruantes son «emocionalmente inestables» o «demasiado sensibles» durante su ciclo menstrual es un estereotipo de género profundamente arraigado. En muchas culturas, el cambio de humor se ha considerado una señal de debilidad, volubilidad o falta de control, y ha sido usado históricamente como una forma de subestimar las capacidades de las mujeres.

La fiesta de las hormonas

La frase «Es que está con la regla» desestima las emociones legítimas y perpetúa la idea de que la menstruación y el ciclo hormonal son una especie de desventaja. Esta creencia errónea ignora por completo los factores biológicos que influyen en el estado de ánimo a lo largo del ciclo menstrual, desde las variaciones en los niveles de estrógeno y progesterona hasta la respuesta al estrés y el contexto social.

El ciclo menstrual tiene cuatro fases: la fase menstrual, la fase folicular, la fase ovulatoria y la fase lútea. En cada una de estas fases los niveles de las hormonas sexuales (estrógeno, progesterona y testosterona) varían considerablemente, lo que puede influir en el estado de ánimo de maneras complejas y, en muchas personas, intensas.

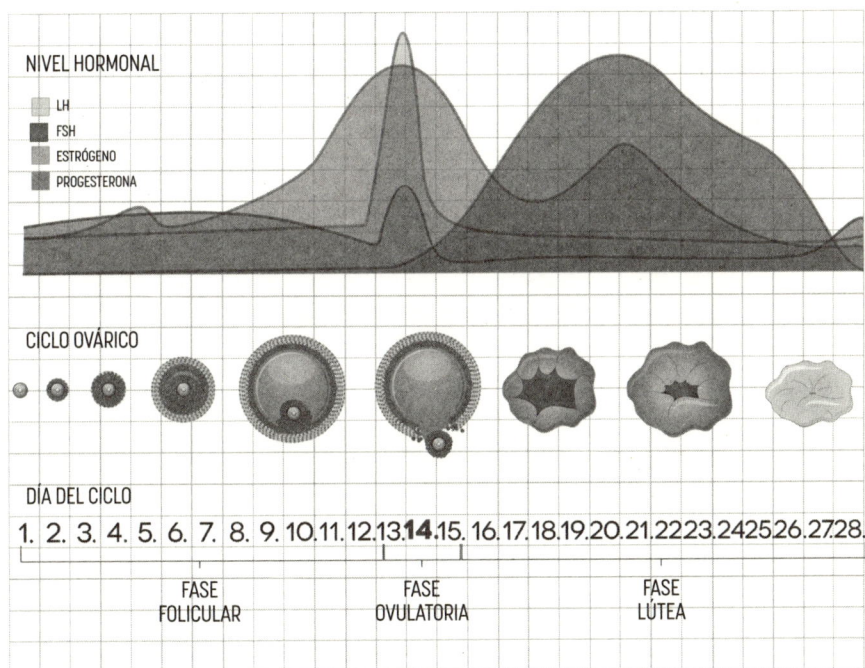

NIVEL HORMONAL

- LH
- FSH
- ESTRÓGENO
- PROGESTERONA

CICLO OVÁRICO

DÍA DEL CICLO

1. 2. 3. 4. 5. 6. 7. 8. 9. 10.11.12.13.**14**.15. 16.17.18.19.20.21.22.23.24.25.26.27.28.

FASE
FOLICULAR

FASE
OVULATORIA

FASE
LÚTEA

- **Estrógeno:** Durante la fase folicular, los niveles de estrógeno aumentan progresivamente, promoviendo la liberación de serotonina, un neurotransmisor relacionado con el bienestar y la estabilidad emocional. Muchas personas experimentan un estado de ánimo más positivo en esta fase.

- **Progesterona:** En la fase lútea, los niveles de progesterona aumentan, lo que puede tener un efecto sedante en algunas personas. Sin embargo, para otras, este aumento puede generar sentimientos de tristeza, irritabilidad o ansiedad, especialmente en combinación con una disminución de estrógeno después de la ovulación.

- **Serotonina y otros neurotransmisores:** La caída de estrógeno en la fase lútea puede reducir la disponibilidad de serotonina, generando cambios de humor en quienes son más sensibles a estas fluctuaciones. La serotonina está implicada en la regulación del estado de ánimo, el sueño y el apetito, por lo que su disminución puede provocar tristeza o irritabilidad.

En algunas personas, los cambios de humor en la fase lútea pueden llegar a ser severos, lo que se conoce como **Trastorno Disfórico Premenstrual (TDPM)**. Esta afección es una forma grave de síndrome premenstrual que puede causar síntomas debilitantes, como tristeza intensa, ansiedad, irritabilidad y cambios en el sueño y el apetito. A menudo malinterpretado como «simple síndrome premenstrual», el TDPM afecta muchísimo en la calidad de vida de quienes lo experimentan y requiere una atención médica adecuada.

Incomprendidas y estresadas

Los cambios de humor no ocurren en el vacío; el entorno social y la carga mental también influyen significativamente en cómo experimentamos el ciclo menstrual. En muchas culturas las personas menstruantes enfrentan cargas adicionales de trabajo y estrés, especialmente cuando sus emociones y experiencias son trivializadas. Estos factores sociales y psicológicos se suman al desafío de gestionar los cambios hormonales.

¡NO ES NORMAL!
SER LA ENCARGADA DE TODO…, INCLUSO CUANDO ESTÁS AGOTADA

Durante el ciclo menstrual es normal sentir cansancio o necesitar más descanso, pero no es normal que, incluso en esos momentos, se espere que sigas siendo quien se encarga de todo: la comida, la casa, el trabajo, las necesidades emocionales de los demás…

La carga mental que enfrentan muchas personas menstruantes no desaparece cuando están exhaustas. Y lo peor es que, si se sienten irritables o abrumadas, a menudo se les culpa del «drama hormonal» en lugar de reconocer el peso extra que están cargando.

Deberíamos replantearnos esta dinámica. ¿Por qué se asume que tienes que poder con todo? El estrés crónico puede intensificar los síntomas del ciclo menstrual, ya que el cortisol compite con las hormonas reproductivas, exacerbando la irritabilidad, la ansiedad y la fatiga.

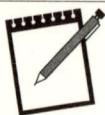

RESUMIENDO, QUE ES GERUNDIO

Los cambios de humor no son un defecto de carácter ni una falta de autocontrol; son una respuesta legítima y natural a los cambios hormonales que ocurren en el cuerpo. La experiencia emocional de cada persona menstruante es única y válida, y merece respeto y comprensión.

Si los cambios de humor son severos o interfieren con tu vida diaria, consulta con un profesional que tenga una perspectiva empática y considere tanto los aspectos hormonales como los factores psicosociales.

MITO 24
¿Los anticonceptivos hormonales curan el SOP y la endometriosis?

Una de las creencias más comunes es que los anticonceptivos hormonales «curan» trastornos como el síndrome de ovario poliquístico o la endometriosis. Muchas personas los emplean como un método para la prevención de embarazos no deseados, pero muchísimas otras para «curar» dolencias relacionadas con la regla.

La solución «para todo»

«Te duele la regla, tómate anticonceptivos», «Tienes acné, tómate anticonceptivos», «Tienes una regla muy abundante, tómate anticonceptivos». Seguro que has escuchado esta cantinela alguna vez, ¿verdad? Parece que los anticonceptivos hormonales son la receta mágica para cualquier desajuste hormonal relacionado con la regla.

Para entender por qué parecen la solución para todo, primero hay que saber cómo funcionan. Los anticonceptivos hormonales, como la píldora, el parche o el anillo vaginal, suprimen la función reproductiva del cuerpo. Esto significa que detienen la ovulación, el proceso por el cual los ovarios liberan un óvulo cada mes. Sin ovulación, no hay embarazo y, al mismo tiempo, las hormonas sintéticas que contienen (como el etinilestradiol y la progestina) controlan otras funciones del ciclo menstrual.

Estas hormonas también «reprograman» el endometrio (la capa que recubre el útero), lo que reduce los sangrados abundantes.

Sin embargo, aunque los anticonceptivos pueden ayudar a controlar ciertos síntomas (como el acné o la irregularidad menstrual), no tratan la raíz del problema. En el caso del SOP, los anticonceptivos pueden suprimir la ovulación y reducir la aparición de quistes en los ovarios, pero no solucionan los desequilibrios hormonales ni abordan las causas subyacentes de la resistencia a la insulina, que es común en esta patología. En el caso de la endometriosis, pueden aliviar el dolor porque suprimen la ovulación y la actividad hormonal en el tejido endometrial, pero no eliminan las lesiones ni frenan la progresión de la enfermedad.

Los anticonceptivos se han convertido en la solución fácil porque son accesibles, rápidos y, en muchas ocasiones, efectivos para aliviar síntomas. Pero esta simplificación puede ser peligrosa. Imagina que tienes una tubería rota en casa y, en lugar de arreglarla, alguien simplemente pone un balde para recoger el agua que gotea. Eso es lo que hacen muchas veces los anticonceptivos: contienen el problema, pero no lo solucionan.

No quiero que se me malinterprete, no estoy diciendo que los anticonceptivos sean el enemigo. Para muchas personas son una herramienta valiosa, pero en el caso del SOP y la endometriosis, aunque pueden ser parte del tratamiento, nunca pueden ser «todo el tratamiento».

¿Efectos? ¿Qué efectos?

A menudo, los anticonceptivos hormonales se presentan como una extensión natural de las hormonas femeninas. Sin embargo, las hormonas sintéticas (como el etinilestradiol) no son idénticas a las hormonas que el cuerpo produce de manera natural. Las hormonas sintéticas tienen estructuras químicas diferentes y, aunque sus efectos pueden parecer similares, no cumplen las mismas funciones. Al suprimir el ciclo menstrual, el anticonceptivo altera el ciclo hormonal natural del cuerpo, lo que puede llevar a consecuencias a largo plazo como disminución de la densidad ósea, cambios en el metabolismo y reducción de ciertos niveles de nutrientes esenciales.

La falta de transparencia sobre los efectos reales de las hormonas sintéticas y la trivialización de sus efectos secundarios representan un sesgo de género. A menudo se ignoran los efectos a largo plazo de estas hormonas en el cuerpo y el impacto que pueden tener en la salud mental y física de las personas que los consumen.

¡NO ES NORMAL!
TRIVIALIZAR LOS EFECTOS SECUNDARIOS DE LOS ANTICONCEPTIVOS

¿Te han dicho que los efectos secundarios de los anticonceptivos «son normales» o «solo es cuestión de acostumbrarse»? Náuseas constantes, cambios de humor extremos o una bajísima libido no deberían ser el precio a pagar por regular las hormonas.

Si experimentas molestias que afectan a tu calidad de vida, insiste en que te escuchen. No tienes por qué conformarte con un malestar continuo; existen más opciones, y mereces un enfoque que respete tu bienestar físico y emocional.

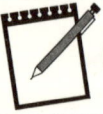

RESUMIENDO, QUE ES GERUNDIO

Los anticonceptivos hormonales pueden ser útiles para manejar síntomas como los ciclos irregulares o el acné, pero no son una cura para condiciones como el SOP o la endometriosis. Aunque pueden aliviarlos, no solucionan el problema de raíz y no son la única opción para curar problemas de salud hormonal.

Infórmate sobre los efectos secundarios de los anticonceptivos que te receten y considera todas tus opciones. Si decides usarlos, hazlo desde una elección informada y no por presión.

MITO 25
¿Tengo que adelgazar durante la menopausia?

Uno de los mitos más comunes es que para sentirse bien durante la menopausia o controlar los síntomas es esencial perder peso. Sin embargo, este enfoque puede tener consecuencias negativas y carece de un fundamento sólido desde el punto de vista de la salud.

Estigmas y presión social

La menopausia es una etapa natural en la vida de todas las mujeres. Es el momento en el que los ovarios reducen la producción de hormonas como el estrógeno y la progesterona, lo que provoca el cese de la menstruación. Esta transición viene acompañada de algunos síntomas comunes, como sofocos, cambios en el metabolismo, alteraciones en el estado de ánimo y a veces incluso pérdida de densidad ósea.

Ahora bien, aunque se trata de una fase biológica natural, es difícil no sentir que está rodeada de mitos y estigmas. El peso y la apariencia física han sido históricamente áreas en las que las mujeres reciben una presión desmedida, especialmente durante la menopausia. En muchas culturas se ve como el inicio de un «deterioro» y la sociedad parece decirnos que debemos esforzarnos para «mantenernos jóvenes y delgadas». Este prejuicio social ejerce presión sobre las personas en menopausia, impulsándolas a buscar tratamientos o a hacer cambios corporales para adaptarse a un ideal que poco tiene que ver con la salud real.

Pero lo cierto es que la menopausia no es una sentencia de «fin de la juventud». No es una «enfermedad» ni algo de lo que avergonzarse. De hecho, puede ser una oportunidad para entender mejor a nuestro cuerpo y aprender a cuidarlo de otra forma.

Cambiar no significa empeorar

Durante la menopausia, los cambios hormonales que se producen pueden llevar a un aumento en la grasa corporal, sobre todo en el área abdominal. Esto es completamente natural y no indica necesariamente un problema de salud. En realidad, este aumento puede ser una respuesta protectora del cuerpo, ya que el tejido adiposo produce pequeñas cantidades de estrógenos, lo cual puede ayudar a mitigar algunos síntomas.

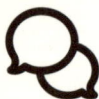

¿CIENCIA O CREENCIA?
REDUCIR LOS SOFOCOS

Uno de los síntomas más comunes de la menopausia son los sofocos, y existe la idea errónea de que reducir el peso corporal los minimizará. Sin embargo, la investigación científica no respalda de manera concluyente que la pérdida de peso reduzca estos síntomas. Aunque algunos estudios sugieren que el ejercicio físico puede reducir la intensidad de los sofocos, estos efectos no están relacionados con el peso corporal en sí, sino más bien con el fortalecimiento del sistema cardiovascular y el equilibrio de ciertas hormonas del bienestar, como la serotonina y la dopamina.

Por lo tanto, el «imperativo» de adelgazar para mejorar la salud en la menopausia responde más a presiones estéticas que a necesidades reales del cuerpo. Así pues, en lugar de obsesionarse con perder peso, es mejor centrarse en mantener una salud metabólica adecuada. Existen muchas formas de gestionar los síntomas de la menopausia que no implican la pérdida de peso:

- **Nutrición rica en fitoestrógenos:** Los alimentos ricos en fitoestrógenos, como la soja, el lino y las legumbres, pueden ofrecer una alternativa natural para equilibrar los niveles de estrógeno, ayudando a reducir la intensidad de algunos síntomas sin necesidad de recurrir a tratamientos invasivos o restrictivos.

- **Fomentar la salud ósea y cardíaca:** En la menopausia aumenta el riesgo de pérdida de densidad ósea y de problemas cardíacos. Aumentar el consumo de calcio, vitamina D y grasas omega-3, como las presentes en el aceite de oliva, el aguacate y los pescados grasos, es básico para proteger el sistema óseo y cardiovascular.

- **Ejercicio:** En lugar de hacer ejercicio como una estrategia de pérdida de peso, la actividad física debería enfocarse principalmente en el disfrute para poder generar un hábito a largo plazo a través del cual fortalecer los huesos, mejorar la salud cardiovascular y fomentar la liberación de endorfinas.

- **Atención al descanso y al manejo del estrés:** La disminución de estrógenos puede afectar a la calidad del sueño y el estado de ánimo.

- **Terapia de reemplazo hormonal personalizada:** Si bien no es para todas las personas, la terapia de reemplazo hormonal puede ser una opción bajo la supervisión de profesionales de la salud, siempre evaluando de manera individual los beneficios y riesgos. Esta terapia debe tomarse como una opción, no como una imposición o como el único camino para «controlar» la menopausia.

Que no te convenzan de lo contrario: la menopausia es una etapa de transformación y no una fase a la que hay que temer o enfrentar con una mentalidad de control obsesivo. Las personas en menopausia tienen derecho a estar informadas y a decidir cómo quieren abordar esta fase de su vida, sin presiones externas.

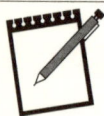

RESUMIENDO, QUE ES GERUNDIO

No necesitas perder peso durante la menopausia para gestionar sus síntomas. Si se produce un aumento de grasa abdominal es completamente normal y no indica ningún problema de salud.

No te centres en perder peso para manejar los síntomas de la menopausia. Enfócate en mantener una buena salud ósea, cardiovascular y emocional. Aumenta tu ingesta de alimentos ricos en calcio, vitamina D y grasas omega-3 para apoyar la salud de tus huesos y tu bienestar hormonal. Practica ejercicios de resistencia y cardiovasculares que disfrutes, y asegúrate de descansar lo suficiente. Si los sofocos o los cambios de humor afectan a tu calidad de vida, considera opciones como la terapia de reemplazo hormonal personalizada, siempre en consulta con profesionales que respeten tus necesidades y experiencias individuales.

MITO 26
¿El cortisol es malo?

En los últimos años han proliferado los libros de una amable pareja formada por una psiquiatra y un psicólogo que escriben best sellers de corrientes positivistas pseudocientíficas sobre psicología. A raíz de sus libros, el cortisol ha sido el centro de muchas conversaciones sobre salud y no siempre de manera positiva. Es conocido como la «hormona del estrés» y ha ganado muy mala reputación. Pero ¿debe alarmarnos tanto?

El lado útil del cortisol

El cortisol es una hormona que produce nuestro cuerpo, específicamente en las glándulas suprarrenales, que se encuentran justo encima de los riñones. Imagina que el cortisol es como el gerente de una fábrica. Su trabajo es asegurarse de que todo funcione sin problemas, sobre todo en momentos de estrés. Sus funciones son:

- **Gestionar el estrés:** Cuando te enfrentas a una situación estresante, como un examen o una discusión, tu cuerpo libera cortisol. Este aumento temporal de cortisol te ayuda a reaccionar rápidamente, dándote energía y manteniéndote enfocada.
- **Regular el metabolismo:** El cortisol ayuda a controlar cómo tu cuerpo utiliza los carbohidratos, las grasas y las proteínas. Esto es crucial para mantener tus niveles de energía durante el día.

· **Regular la inflamación y el sistema inmunológico:** El cortisol también tiene propiedades antiinflamatorias y ayuda a regular tu sistema inmunológico, manteniéndolo equilibrado para que no reaccione de manera exagerada a los problemas menores.

Así pues, quedan desmontados algunos de los mitos que lo rodean:

· **El cortisol no es el villano:** Aunque se le conoce como la «hormona del estrés», el cortisol no es el malo de la película. Es una respuesta natural y necesaria a situaciones de estrés. Sin él no podrías manejar adecuadamente las situaciones que requieren una reacción rápida.

· **El estrés no siempre es malo:** No todo el estrés es perjudicial. El estrés agudo, o a corto plazo, puede ser beneficioso y motivador, ya que te prepara para afrontar desafíos y puede mejorar tu rendimiento en ciertas situaciones.

· **El contexto importa:** No se puede culpar al cortisol por todos los problemas de salud. La dieta, el ejercicio, el sueño y otros factores del estilo de vida también juegan un papel crucial en tu bienestar. Necesitamos ver el cuadro completo y no centrarnos solo en una hormona.

Es importante entender que los niveles de cortisol fluctúan de manera natural a lo largo del día. Generalmente, los niveles son más altos por la mañana, ayudándote a despertarte y comenzar el día con energía, y disminuyen por la noche para ayudarte a relajarte y dormir bien.

Sin las fluctuaciones normales de cortisol, nuestro cuerpo no podría adaptarse adecuadamente a las demandas diarias. Niveles crónicamente bajos de cortisol pueden llevar a problemas como fatiga, debilidad y un sistema inmunológico deprimido. Por otro lado, niveles crónicamente altos pueden causar problemas de salud, pero esto es generalmente el resultado de un estrés constante y prolongado, no de los picos naturales de cortisol.

Mantener el equilibrio

En lugar de preocuparte excesivamente por el cortisol, es mejor que te enfoques en mantener un equilibrio en tu vida. Ahora bien, las circunstancias nos tienen que acompañar.

¡NO ES NORMAL!
LAS BARRERAS ESTRUCTURALES

Si todas queremos dormir más, comer mejor y hacer más ejercicio, ¿qué nos lo impide? A mí me gusta llamarlo barreras estructurales. Yo quiero hacer ejercicio por las tardes, pero resulta que termino muy tarde de trabajar y las actividades que oferta el ayuntamiento de mi ciudad a un precio reducido ya están llenas en esa franja horaria. Así que voy a apuntarme a CrossFit que está super de moda, pero cuando voy a informarme son 80 € al mes y no me lo puedo permitir. Me voy al gimnasio de mi barrio porque la cuota es un poco más barata y puedo ir todas las veces que quiera al mes. Empiezo a ir y no me siento nada cómoda, los monitores me tratan con condescendencia y dan por hecho que vengo a adelgazar, hacen comentarios restrictivos sobre la comida y tienen una báscula en medio de la sala para competir por ver quién pierde más peso. Así que al final me desapunto porque la situación me está estresando mucho. Voy a pasear algunos días, pero cada vez hace más frío y, sin nadie que me acompañe, me da pereza. Tengo que seguir probando diferentes formas de movimiento que se adapten a mis necesidades y a mis posibilidades, pero, jo, ¡qué difícil!

Algunos consejos aparentemente «sencillos» para mantener ese equilibrio:

- **Dormir bien:** Un buen descanso es crucial para mantener los niveles de cortisol equilibrados.
- **Ejercicio regular:** La actividad física moderada ayuda a regular el estrés.
- **Alimentación sin restricción:** Comer lo suficiente contribuye a un metabolismo saludable y a niveles hormonales estables.
- **Ir a terapia:** Encontrar a una psicóloga con la que poder trabajar y sentirte cómoda.
- **Técnicas de relajación:** Prácticas como el yoga, la meditación y la respiración profunda pueden ayudarte a manejar el estrés de manera efectiva.

Sin embargo, cumplirlos todos, como ya hemos visto, conlleva un arduo trabajo del que muy poca gente habla.

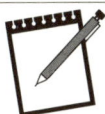

RESUMIENDO, QUE ES GERUNDIO

El cortisol es una hormona esencial que juega un papel importante en cómo nuestro cuerpo responde al estrés y maneja varias funciones vitales. Las fluctuaciones en los niveles de cortisol son completamente normales y necesarias para una salud óptima. En lugar de ver al cortisol como un enemigo, debemos entenderlo como un aliado que nos ayuda a navegar por las exigencias de la vida diaria. La clave está en mantener un estilo de vida equilibrado que favorezca la salud general y permita a nuestras hormonas trabajar de manera eficiente.

Los tips te los acabo de dar... Cumplirlos todos no siempre es fácil y depende en gran medida de los privilegios con los que contemos. De todas formas, y aunque puede ser más complicado de lo que nos quieren hacer creer, vale la pena intentarlo.

MITO 27
¿Las endorfinas son la clave de la felicidad?

Las endorfinas, a menudo conocidas como las «hormonas de la felicidad», han sido objeto de mucha atención y, en algunos casos, de malentendidos. Es común escuchar que para ser felices solo necesitamos aumentar nuestras endorfinas, pero ¿qué hay de cierto?

Más allá de la química cerebral

Las endorfinas son sustancias químicas producidas por el sistema nervioso que pueden aliviar el dolor y mejorar el estado de ánimo. Su nombre proviene de «endo» (interno) y «morfina» (sustancia que alivia el dolor) porque actúan como calmantes naturales para el dolor. Son liberadas principalmente por el cerebro y el sistema nervioso en momentos específicos.

Por ejemplo, si te golpeas la rodilla, tu cuerpo libera endorfinas para aliviar un poco la molestia. También se activan en momentos placenteros, como cuando bailas, abrazas a alguien o comes tu comida favorita. Otra situación muy conocida es lo que ocurre durante el ejercicio intenso: después de correr, nadar o levantar pesas, muchas personas sienten una especie de «subidón» o bienestar. A esto se le llama la euforia del corredor y tradicionalmente se ha atribuido a la acción de las endorfinas.

Sin embargo, pensar que solo con elevar los niveles de endorfinas solucionaremos todos nuestros problemas emocionales y de salud es un error. Hacer ejercicio o comer chocolate son actividades que pueden aumentar las endorfinas, pero eso no significa que seamos más felices. Aunque es cierto que estas actividades pueden generar una sensación de bienestar temporal, la felicidad y la salud emocional son mucho más complejas. Reducirlo todo a las endorfinas nos lleva a ignorar otros factores importantes, como las relaciones personales, el propósito de vida, las condiciones laborales, la calidad de las relaciones sociales, y el bienestar mental y emocional en general.

El contexto importa, y mucho. ¿Alguna vez has comido tu plato favorito, pero no lo has disfrutado tanto porque estabas preocupado por algo? Eso demuestra que la química cerebral no lo es todo. Además, centrarse únicamente en las endorfinas puede hacer que busquemos soluciones rápidas y superficiales, en lugar de abordar los problemas de fondo. Por ejemplo, alguien puede pensar que haciendo más ejercicio resolverá su depresión, cuando en realidad podría necesitar apoyo psicológico o cambios en su entorno.

Una combinación de factores

La divulgación de un enfoque más contextual sobre la salud y la felicidad es crucial. Es necesario entender que las hormonas, incluidas las endorfinas, son solo una parte del complejo sistema que regula nuestras emociones y bienestar. La salud mental y emocional depende de una combinación de factores biológicos, psicológicos y sociales.

Actualmente, uno de los retos para difundir esta visión más completa es que vivimos en una sociedad que busca soluciones rápidas y fáciles. La idea de que una simple hormona puede ser la clave para la felicidad es atractiva, ya que entonces ¡solo se trata de «liberar más a menudo» esta hormona! Como si fuera tan fácil. Siento decepcionarte, pero el bienestar abarca muchísimas otras cosas que tienen que ver con la importancia de cuidar nuestra salud mental, establecer relaciones saludables y buscar ayuda profesional cuando es necesario.

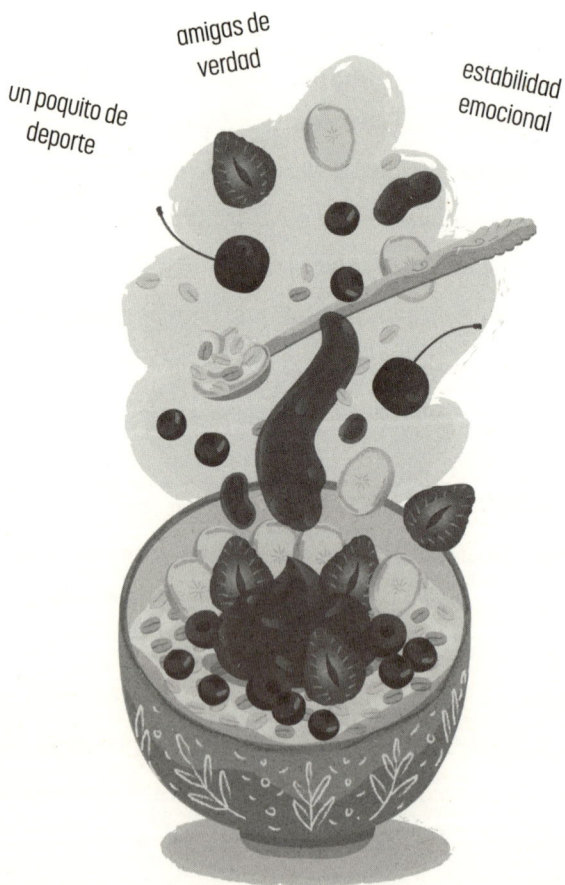

un poquito de deporte

amigas de verdad

estabilidad emocional

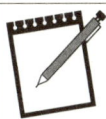

RESUMIENDO, QUE ES GERUNDIO

Si bien las endorfinas juegan un papel en nuestro bienestar, no son la solución mágica para alcanzar la felicidad. Debemos adoptar un enfoque que tenga en cuenta la variedad de factores que influyen en nuestra salud emocional y mental. Solo así podremos avanzar hacia una comprensión más realista y efectiva de la felicidad.

Si quieres liberar más endorfinas, aunque por sí solo no es garantía de felicidad, ¿por qué no pruebas a combinar el deporte con la socialización? Puedes apuntarte a varios deportes de equipo hasta que des con el que más te gusta, tanto por el ejercicio como por el ambiente que se crea.

MITO 28
¿La dopamina es la culpable de que no pueda dejar de comer?

La dopamina, conocida popularmente como la «hormona del placer», ha generado muchos mitos, especialmente en relación con el amor romántico y la felicidad. Es común escuchar que la dopamina es la clave para enamorarse y ser feliz, pero esta visión es, una vez más (redoble de tambores), simplista.

Placer sí, pero no solo

En los últimos años, la dopamina ha sido un tema recurrente en muchas conversaciones sobre el cerebro y el comportamiento. A menudo se habla de esta sustancia química como el «neurotransmisor del placer» y se la culpa de causar adicciones, incluyendo «la adicción a la comida». Pero vayamos por partes: ¿qué es la dopamina?

La dopamina es un neurotransmisor, es decir, una sustancia que transmite señales en el cerebro. Juega roles importantes en varias funciones, como la motivación, el sueño, el aprendizaje y, sí, también en la sensación de placer. No obstante, reducir su función únicamente al placer es simplificar demasiado su complejo papel en nuestro cerebro.

Afirmar que la dopamina es solo el «neurotransmisor del placer» es incorrecto. Aunque está implicada en la sensación de recompensa, su función principal es ayudarnos a identificar qué actividades y comportamientos son importantes para nuestra supervivencia y bienestar. Nos motiva a repetir acciones que nos resultan beneficiosas, como comer cuando tenemos hambre.

¿Adictos?

Se ha difundido la idea de que ciertos alimentos, especialmente los que son muy sabrosos o ricos en azúcar y grasa, pueden «secuestrar» nuestro cerebro al liberar grandes cantidades de dopamina, llevándonos a una especie de adicción. Esta visión es exagerada. Es cierto que la comida puede activar la liberación de dopamina, pero esto no significa que nos volvamos adictas automáticamente.

La adicción es un trastorno complejo que involucra muchos factores, tanto biológicos como psicológicos y sociales. Simplificarlo todo a una cuestión de dopamina puede llevar a la estigmatización de quienes tienen problemas con la alimentación, haciéndoles sentir que simplemente no tienen suficiente fuerza de voluntad para resistir.

Extender estos conceptos erróneos puede ser perjudicial por varias razones:

- **Estigmatización:** Al culpar a la dopamina y, por extensión, a quienes «caen en su trampa», se minimizan las verdaderas dificultades y se culpa injustamente a las personas por su comportamiento.
- **Simplificación excesiva:** Las adicciones son un fenómeno multifactorial. Reducirlo todo a un solo neurotransmisor ignora otros factores importantes como el entorno, la genética, la salud mental y las experiencias personales.
- **Desinformación:** Divulgar información incorrecta puede llevar a soluciones ineficaces o incluso dañinas. Las personas pueden centrarse en evitar ciertos alimentos o en acudir a grupos de apo-

yo para «adictos a la comida» sin abordar las verdaderas causas subyacentes de sus problemas con la alimentación.

✋ ¡NO ES NORMAL!
LOS TCA Y LAS ADICCIONES

Es fundamental entender que los trastornos de la conducta alimentaria (TCA) no deben confundirse con adicciones, ya que tienen raíces psicológicas y conductuales diferentes. Aunque comparten ciertas similitudes superficiales, los TCA no se ajustan al modelo clásico de adicción. Este error de concepto puede llevar a tratamientos inadecuados que retrasan la recuperación, como acudir a grupos diseñados para «adictos a la comida», los cuales carecen de evidencia científica sólida que respalde su efectividad.

El problema de estas metodologías radica en que difunden un modelo no comprobado, desviando la atención de enfoques basados en evidencia, como el análisis de conducta. Este último identifica patrones de pensamiento y comportamientos disfuncionales, abordándolos con estrategias personalizadas y probadas científicamente. Mientras tanto, el enfoque de «adicción a la comida» tiende a patologizar el consumo de ciertos alimentos, reforzando sentimientos de culpa y vergüenza en lugar de resolver las causas subyacentes del trastorno.

Perder tiempo en tratamientos no avalados no solo retrasa la recuperación, sino que también puede empeorar los síntomas al perpetuar creencias erróneas sobre la relación con los alimentos. Por ello, es crucial recurrir a profesionales capacitados que apliquen intervenciones basadas en ciencia, priorizando el bienestar integral de quienes enfrentan estos desafíos.

En lugar de centrarnos exclusivamente en la dopamina, es importante abordar la relación con la comida desde la consulta de psicología. También es crucial promover una cultura que no demonice ciertos alimentos ni glorifique la restricción extrema.

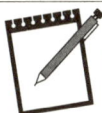

RESUMIENDO, QUE ES GERUNDIO

La dopamina no es una villana en nuestra historia con la comida. Reconocer su verdadero papel y los múltiples factores que influyen en nuestra relación con la alimentación nos permitirá abordar los problemas de manera más efectiva y compasiva.

Los alimentos catalogados como «más adictivos» o «hiperpalatables» por su combinación de azúcar, grasa y sal son precisamente los más demonizados y restringidos socialmente. Date la oportunidad de tener esos alimentos en casa y de familiarizarte con ellos desde otra perspectiva, te aseguro que no tienen superpoderes y que puedes desprenderte de todas las normas alimentarias que te han llevado a desearlos irrefrenablemente.

¡Hasta pronto!

Gracias por haber llegado hasta aquí. A lo largo de este libro he hablado mucho sobre las mentiras y las medio verdades que nos han contado para que vivamos en una dieta permanente y, aun así, estoy convencida de que me he dejado muchas en el tintero. Espero que este libro te haya ayudado y que, si no ha resuelto alguna de tus dudas, por lo menos haya servido para que te cuestiones aquellos enfoques que se basan en criterios estéticos y en soluciones mágicas.

Quizá en lugar de sentirte aliviada estás más confundida porque he desmontado algunas narrativas que llevabas muchos años creyéndote a pies juntillas. Si este es tu caso, no me gustaría que te quedaras con la sensación de que lo critico todo sin ofrecer alternativas. He criticado consejos generalistas y, en la medida de lo posible, he intentado dar respuestas. Sin embargo, soy consciente de que escribir un libro tiene sus limitaciones porque no me permite dar soluciones personalizadas. Por lo tanto, si te quedan dudas, si te has quedado con ganas de más o incluso si estás hecha un lío: para eso está la consulta individualizada.

Desgraciadamente, soy consciente de que no todo el mundo se puede permitir el servicio privado, y por eso este libro es tan crítico: para que, si solo puedes beber de fuentes gratuitas como las redes sociales, no seas tan vulnerable ante los influencers de turno.

Espero que gracias a este libro comas sin miedo, cocines sin miedo y, en definitiva, disfrutes sin miedo. Cuando eches la vista atrás no te acordarás de las calorías del pastel que comiste, sino de con quién estabas cuando soplaste las velas.

Y un bonus *track*: ¡espero que comas muchísimas lentejas!

Gracias por llegar hasta aquí, por cuestionarte y por leerme.

Un abrazo fuerte,

Sofía

Agradecimientos

Quiero dedicar este libro, en primer lugar, a todas las personas que tengo la suerte de llamar familia. Me han pedido que los agradecimientos no se extiendan demasiado, así que voy a resumiros en Giaquinta, Arranz, Sanmarino-Ramos y Pardo-López.

En especial, gracias a mis padres, por criarme con tantísimo amor y por garantizarme todos los privilegios de los que disfruto. Mamá, papá, me habéis convertido en quien soy hoy. Gracias por transmitirme vuestros valores y por hacer de mí alguien de quien me siento casi tan orgullosa como de vosotros.

A mi yaya Mari, que no pudo ver todo lo que he conseguido, pero que no le hizo falta para sentirse inmensamente orgullosa de su nieta. Gracias por dejarme aquí a tus hijas; este libro también va por vosotras, tías.

A mis primos Giaquinta, a todos toditos por ser tan diferentes, pero compartir eso que llevamos en la sangre es tan peligroso como divertido. Tengo muchas ganas de que sigáis agrandando la familia para ver y vivir lo lejos que llegamos juntos.

A mi Lila, por ser una segunda madre. A mi tatita, a mi tío Esteban y a mi tío Julio, por ser mis hermanos y mis mejores amigos.

A mi segunda familia, Pardo-López, que me lo ha dado todo siempre. Vuestros valores también se reflejan en mi forma de ver la vida y en este libro.

En segundo lugar, a mis amigas y amigos: no puedo nombraros a todas porque daría para otro libro. Desde Soria, pasando por Valladolid, Madrid, Bruselas, Nicaragua y Granada. Habéis sido siempre un apoyo incondicional y hemos crecido juntas. Gracias por alegraros tanto de mis éxitos, os admiro y os quiero a partes iguales.

En tercer lugar, no puedo olvidar a mi psicóloga. Mamen, eres la mejor, toda la vida estaré agradecida por haber entrado en tu consulta.

Por supuesto, a Alba, a Mariona y a todas las personas de Montena que han hecho de este libro una realidad.

Por último, os lo dedico a todas las que me seguís y habéis creído en mí. Y también me lo dedico un poco a mí misma: si echo la vista atrás, no me puedo creer adónde he llegado. Gracias por formar parte de mi vida, por ser mi red de apoyo incondicional y por hacerme tan feliz.

Bibliografía

¿LAS CALORÍAS SON LO MÁS IMPORTANTE A LA HORA DE BAJAR DE PESO?

Arteaga Llona, A. (2018), «Etiopatogenia de la obesidad», *ARS MEDICA. Revista de Ciencias Médicas*, 26(1), <https://doi.org/10.11565/arsmed.v26i1.1205>.

Hall, K. D., Guyenet, S. J. y Leibel, R. L. (2018), «The Carbohydrate-Insulin Model of Obesity Is Difficult to Reconcile With Current Evidence», *JAMA internal medicine*, 178(8), 1103-1105, <https://doi.org/10.1001/jamainternmed.2018.2920>.

Ludwig, D. S. y Ebbeling, C. B. (2018), «The Carbohydrate-Insulin Model of Obesity: Beyond "Calories In, Calories Out"», *JAMA internal medicine*, 178(8), 1098-1103, <https://doi.org/10.1001/jamainternmed.2018.2933>.

¿LOS CARBOHIDRATOS Y LAS GRASAS SON EL ENEMIGO?

Fernandes, J., Fialho, M., Santos, R., Peixoto-Plácido, C., Madeira, T., Sousa-Santos, N., Virgolino, A., Santos, O. y Vaz Carneiro, A. (2020), «Is olive oil good for you? A systematic review and meta-analysis on anti-inflammatory benefits from regular dietary intake», *Nutrition (Burbank, Los Angeles County, Calif.)*, 69, 110559, <https://doi.org/10.1016/j.nut.2019.110559>.

Patnode, C. D., Evans, C. V., Senger, C. A., Redmond, N. y Lin, J. S. (2017), *Behavioral Counseling to Promote a Healthful Diet and Physical Activity for Cardiovascular Disease Prevention in Adults Wi-*

thout Known Cardiovascular Disease Risk Factors: Updated Systematic Review for the U.S. Preventive Services Task Force, US, Agency for Healthcare Research and Quality.

Reynolds, A., Akerman, A. P. y Mann, J. (2020), «Dietary fibre and whole grains in diabetes management: Systematic review and meta-analyses», *PLoS medicine*, 17(3), e1003053, <https://doi.org/10.1371/journal.pmed.1003053>.

Reynolds, A., Mann, J., Cummings, J., Winter, N., Mete, E. y Te Morenga, L. (2019), «Carbohydrate quality and human health: a series of systematic reviews and meta-analyses», *Lancet*, 393(10170), 434-445, <https://doi.org/10.1016/S0140-6736(18)31809-9>.

¿DEBO EVITAR LOS PICOS DE GLUCOSA?

Engeroff, T., Groneberg, D. A. y Wilke, J. (2023), «After Dinner Rest a While, After Supper Walk a Mile? A Systematic Review with Meta-analysis on the Acute Postprandial Glycemic Response to Exercise Before and After Meal Ingestion in Healthy Subjects and Patients with Impaired Glucose Tolerance», *Sports medicine (Auckland, N.Z.)*, 53(4), 849-869, <https://doi.org/10.1007/s40279-022-01808-7>.

Ichikawa, T., Okada, H., Hironaka, J., Nakajima, H., Okamura, T., Majima, S., Senmaru, T., Ushigome, E., Nakanishi, N., Hamaguchi, M., Joo, E., Shide, K. y Fukui, M. (2024), «Efficacy of long-term low carbohydrate diets for patients with type 2 diabetes: A systematic review and meta-analysis», *Journal of diabetes investigation*, 15(10), 1410-1421, <https://doi.org/10.1111/jdi.14271>.

Kang, J., Fardman, B. M., Ratamess, N. A., Faigenbaum, A. D. y

Bush, J. A. (2023), «Efficacy of Postprandial Exercise in Mitigating Glycemic Responses in Overweight Individuals and Individuals with Obesity and Type 2 Diabetes-A Systematic Review and Meta-Analysis», *Nutrients*, 15(20), 4489, <https://doi.org/10.3390/nu15204489>.

¿EL GLUTEN Y LOS LÁCTEOS INFLAMAN?

Biesiekierski, J. R., Peters, S. L., Newnham, E. D., Rosella, O., Muir, J. G. y Gibson, P. R. (2013), «No effects of gluten in patients with self-reported non-celiac gluten sensitivity after dietary reduction of fermentable, poorly absorbed, short-chain carbohydrates», *Gastroenterology*, 145(2), 320-8.e83, <https://doi.org/10.1053/j.gastro.2013.04.051>.

Misselwitz, B., Butter, M., Verbeke, K. y Fox, M. R. (2019), «Update on lactose malabsorption and intolerance: pathogenesis, diagnosis and clinical management», *Gut*, 68(11), 2080-2091, <https://doi.org/10.1136/gutjnl-2019-318404>.

Szilagyi, A. y Ishayek, N. (2018), «Lactose Intolerance, Dairy Avoidance, and Treatment Options», *Nutrients*, 10(12), 1994, <https://doi.org/10.3390/nu10121994>.

Xin, C., Imanifard, R., Jarahzadeh, M., Rohani, P., Velu, P. y Sohouli, M. H. (2023), «Impact of Gluten-free Diet on Anthropometric Indicators in Individuals With and Without Celiac Disease: A Systematic Review and Meta-analysis», *Clinical therapeutics*, 45(12), e243-e251, <https://doi.org/10.1016/j.clinthera.2023.09.018>.

¿EL INTESTINO ES EL SEGUNDO CEREBRO?

Baccari, M. C., Vannucchi, M. G. y Idrizaj, E. (2024), «The Possible Involvement of Glucagon-like Peptide-2 in the Regulation of Food Intake through the Gut-Brain Axis», *Nutrients*, 16(18), 3069, <https://doi.org/10.3390/nu16183069>.

Furness J. B. (2012), «The enteric nervous system and neurogastroenterology», *Nature reviews. Gastroenterology & hepatology*, 9(5), 286-294, <https://doi.org/10.1038/nrgastro.2012.32>.

Mayer E. A. (2011), «Gut feelings: the emerging biology of gut-brain communication», *Nature reviews. Neuroscience*, 12(8), 453-466, <https://doi.org/10.1038/nrn3071>.

¿NECESITO CAMBIAR MI MICROBIOTA?

Liu, Y., Tran, D. Q. y Rhoads, J. M. (2018), «Probiotics in disease prevention and treatment», *Journal of Clinical Pharmacology*, 58(Suppl 10), S164-S179, <https://doi.org/10.1002/jcph.1121>.

Mikami, K., Kimura, H., Murakami, T., Irie, R., Izawa, S. y Shimojo, N. (2012), «Influence of maternal bifidobacteria on the development of gut bifidobacteria in infants», *International Journal of Pediatrics*, 2012, 595916, <https://doi.org/10.1155/2012/595916>.

Rinninella, E., Raoul, P., Cintoni, M., Franceschi, F., Miggiano, G. A. D., Gasbarrini, A. y Mele, M. C. (2019), «What is the healthy gut microbiota composition? A changing ecosystem across age, environment, diet, and diseases», *Microorganisms*, 7(1), 14, <https://doi.org/10.3390/microorganisms7010014>.

Suez, J., Zmora, N., Segal, E. y Elinav, E. (2019), «The pros, cons, and many unknowns of probiotics», *Nature Medicine*, 25(5), 716-729, <https://doi.org/10.1038/s41591-019-0439-x>.

Zhang, Y., Li, L., Guo, C., Mu, D., Feng, B., Zuo, X. y Li, Y. (2016), «Effects of probiotic type, dose, and treatment duration on irritable bowel syndrome diagnosed by Rome III criteria: A meta-analysis», *BMC Gastroenterology*, 16(1), 62, <https://doi.org/10.1186/s12876-016-0470-z>.

¿ESTOY REALMENTE TAN INFLAMADA?

Martínez, C. F., Esposito, S., Di Castelnuovo, A., Costanzo, S., Ruggiero, E., De Curtis, A., Persichillo, M., Hébert, J. R., Cerletti, C., Donati, M. B., de Gaetano, G., Iacoviello, L., Gialluisi, A., Bonaccio, M. y Moli-sani Study Investigators (2023), «Association between the Inflammatory Potential of the Diet and Biological Aging: A Cross-Sectional Analysis of 4510 Adults from the Moli-Sani Study Cohort», *Nutrients*, 15(6), 1503, <https://doi.org/10.3390/nu15061503>.

Mazidi, M., Rezaie, P., Ferns, G. A. y Vatanparast, H. (2017), «Impact of probiotic administration on serum C-reactive protein concentrations: Systematic review and meta-analysis of randomized control trials», *Nutrients*, 9(1), 20, <https://doi.org/10.3390/nu9010020>.

Mearin, F. y Balboa, A. (2011), «Trastornos funcionales digestivos post-infecciosos: del episodio agudo a la molestia crónica», *Gastroenterología y Hepatología*, 34(6), 415-421, <https://doi.org/10.1016/j.gastrohep.2011.03.016>.

Zhang, Y., Zhang, D. Z. y Hong, Y. (2018), «Dietary flavonoid intake and cancer risk: A meta-analysis of epidemiologic studies», *Nutrition and Cancer*, 70(4), 508-518, <https://doi.org/10.1080/0163 5581.2018.1460672>.

¿EL IMC ES UN BUEN INDICADOR DE SALUD?

Okorodudu, D. O., Jumean, M. F., Montori, V. M., Romero-Corral, A., Somers, V. K., Erwin, P. J. y Lopez-Jimenez, F. (2010), «Diagnostic performance of body mass index to identify obesity as defined by body adiposity: a systematic review and meta-analysis», *International Journal of Obesity*, 34(5), 791-799, <https://doi.org/10.1038/ijo.2010.5>.

Shah, N. R. y Braverman, E. R. (2012), «Measuring adiposity in patients: the utility of body mass index (BMI), percent body fat, and leptin», *PLoS One*, 7(4), e33308, <https://doi.org/10.1371/journal.pone.0033308>.

Tomiyama, A. J., Hunger, J. M., Nguyen-Cuu, J. y Wells, C. (2016), «Misclassification of cardiometabolic health when using body mass index categories in NHANES 2005-2012», *International Journal of Obesity*, 40(5), 883-886, <https://doi.org/10.1038/ijo.2016.17>.

¿MI PESO EXPLICA MIS PROBLEMAS DE SALUD?

Bacon, L. y Aphramor, L. (2011), «Weight science: evaluating the evidence for a paradigm shift», *Nutrition journal*, 10, 9, <https://doi.org/10.1186/1475-2891-10-9>.

Bombak A. (2014), «Obesity, health at every size, and public health policy», *American journal of public health*, 104(2), e60-e67, <https://doi.org/10.2105/AJPH.2013.301486>.

Maclean, P. S., Bergouignan, A., Cornier, M. A. y Jackman, M. R. (2011), «Biology's response to dieting: the impetus for weight regain», *American journal of physiology. Regulatory, integrative and comparative physiology*, 301(3), R581-R600, <https://doi.org/10.1152/ajpregu.00755.2010>.

Tylka, T. L., Annunziato, R. A., Burgard, D., Daníelsdóttir, S., Shuman, E., Davis, C. y Calogero, R. M. (2014), «The weight-inclusive versus weight-normative approach to health: evaluating the evidence for prioritizing well-being over weight loss», *Journal of obesity*, 2014, 983495, <https://doi.org/10.1155/2014/983495>.

¿TENER «SOBREPESO» ES TENER MALA SALUD?

Bell, J. A., Kivimäki, M., Hamer, M. y Batty, G. D. (2014), «Metabolically healthy obesity: what is the role of sedentary behaviour?», *Preventive Medicine*, 62, 35-37, <https://doi.org/10.1016/j.ypmed.2014.01.028>.

Eckel, N., Meidtner, K., Kalle-Uhlmann, T., Stefan, N. y Schulze, M. B. (2016), «Metabolically healthy obesity and cardiovascular events: a systematic review and meta-analysis», *European Journal of Preventive Cardiology*, 23(9), 956-966, <https://doi.org/10.1177/2047487315623884>.

Gaesser G. (2009), *Is "permanent weight loss" an oxymoron? The statistics on weight loss and the national weight control registry. In: Rothblum E, Solovay S, editors. Biopolitics and the "Obesity Epidemic"*, New York, NY, New York University Press, 37-40.

Hinnouho, G. M., Czernichow, S., Dugravot, A., Nabi, H., Brunner, E. J., Kivimäki, M. y Singh-Manoux, A. (2015), «Metabolically healthy obesity and risk of mortality: does the definition of metabolic health matter?», *Diabetes Care*, 38(5), 1008-1015, <https://doi.org/10.2337/dc14-1657>.

Kramer, C. K., Zinman, B. y Retnakaran, R. (2013), «Are metabolically healthy overweight and obesity benign conditions? A systematic review and meta-analysis», *Annals of Internal Medicine*, 159(11), 758-769, <https://doi.org/10.7326/0003-4819-159-11-201312030-00008>.

Lin, X., Zhang, X., Guo, J., Roberts, C. K., McKenzie, S., Wu, W. C., Liu, S. y Song, Y. (2015), «Effects of exercise training on cardiorespiratory fitness and biomarkers of cardiometabolic health: a systematic review and meta-analysis of randomized controlled trials», *Journal of the American Heart Association*, 4(7), e002014, <https://doi.org/10.1161/JAHA.115.002014>.

¿COMER DE NOCHE ME HARÁ SUBIR DE PESO?

Almoosawi, S., Vingeliene, S., Karagounis, L. G. y Pot, G. K. (2016), «Chrono-nutrition: a review of current evidence from observational studies on global trends in time-of-day of energy intake and its association with obesity», *Proceedings of the Nutrition Society*, 75(4), 487-500, <https://doi.org/10.1017/S0029665116000306>.

Cermak, N. M. y van Loon, L. J. (2013), «The use of carbohydrates during exercise as an ergogenic aid», *Sports Medicine*, 43(11), 1139-1155, <https://doi.org/10.1007/s40279-013-0079-0>.

Kinsey, A. W. y Ormsbee, M. J. (2015), «The health impact of nighttime eating: old and new perspectives», *Nutrients,* 7(4), 2648-2662, <https://doi.org/10.3390/nu7042648>.

St-Onge, M. P., Ard, J., Baskin, M. L., Chiuve, S. E., Johnson, H. M., Kris-Etherton, P. y Varady, K. (2017), «Meal timing and frequency: implications for cardiovascular disease prevention: a scientific statement from the American Heart Association», *Circulation,* 135(9), e96-e121, <https://doi.org/10.1161/CIR.0000000000000476>.

¿EL AZÚCAR ES MALO?

Erickson, J., Sadeghirad, B., Lytvyn, L., Slavin, J. y Johnston, B. C. (2017), «The scientific basis of guideline recommendations on sugar intake: a systematic review», *Annals of Internal Medicine,* 166(4), 257-267, <https://doi.org/10.7326/M16-2020>.

Khan, T. A. y Sievenpiper, J. L. (2016), «Controversies about sugars: results from systematic reviews and meta-analyses on obesity, cardiometabolic disease and diabetes», *European Journal of Nutrition,* 55(S2), 25-43, <https://doi.org/10.1007/s00394-016-1345-3>.

Sievenpiper, J. L., de Souza, R. J., Mirrahimi, A., Yu, M. E., Carleton, A. J., Beyene, J., Chiavaroli, L., Di Buono, M., Jenkins, A. L., Leiter, L. A., Kendall, C. W. y Jenkins, D. J. (2012), «Effect of fructose on body weight in controlled feeding trials: a systematic review and meta-analysis», *Annals of Internal Medicine,* 156(4), 291-304, <https://doi.org/10.7326/0003-4819-156-4-201202210-00007>.

Te Morenga, L., Mallard, S. y Mann, J. (2013), «Dietary sugars and body weight: systematic review and meta-analyses of randomized controlled trials and cohort studies», *BMJ,* 346, e7492, <https://doi.org/10.1136/bmj.e7492>.

Toop, L. y Gentilcore, D. (2016), «Sugar consumption, metabolic disease and obesity: The state of the controversy», *Critical Reviews in Clinical Laboratory Sciences,* 53(1), 52-67, <https://doi.org/10.31 09/10408363.2015.1084990>.

¿LAS DIETAS *DETOX* LIMPIAN MI CUERPO?

Ernst, E. (2012), «Colonic irrigation and the theory of autointoxication: a triumph of ignorance over science», *Journal of Clinical Gastroenterology,* 46(8), 635-639, <https://doi.org/10.1097/MCG. 0b013e318258507d>.

Gavura, S. (2014), «The detox scam: how to spot it and how to avoid it», *Science-Based Medicine.* Recuperado de <https://sciencebased-medicine.org/the-detox-scam-how-to-spot-it-and-how-to-avoid-it/>.

Klein, A. V., & Kiat, H. (2015). *Detox diets for toxin elimination and weight management: a critical review of the evidence. Journal of Human Nutrition and Dietetics*, 28(6), 675-686. https://doi.org/ 10.1111/jhn.12286

¿EL PLATO DE HARVARD ES EL INVENTO DEL SIGLO?

Fernandez, M. L., Raheem, D., Ramos, F., Carrascosa, C., Saraiva, A. y Raposo, A. (2021), «Highlights of Current Dietary Guidelines in Five Continents», *International journal of environmental research and public health,* 18(6), 2814, <https://doi.org/10.3390/ ijerph18062814>.

Mozaffarian, D. y Ludwig, D. S. (2010), «Dietary guidelines in the 21st century-a time for food», *JAMA,* 304(6), 681-682, <https:// doi.org/10.1001/jama.2010.1116>.

Reedy, J. y Krebs-Smith, S. M. (2010), «Dietary sources of energy, solid fats, and added sugars among children and adolescents in the United States», *Journal of the American Dietetic Association,* 110(10), 1477-1484, <https://doi.org/10.1016/j.jada.2010.07.010>.

Schwingshackl, L. y Hoffmann, G. (2013), «Long-term effects of low-fat diets versus high-fat diets on weight loss and cardiovascular risk factors: a meta-analysis of randomized controlled trials», *International Journal of Obesity,* 37(12), 1481-1490, <https://doi.org/10.1038/ijo.2013.138>.

¿MI SALUD HORMONAL DEPENDE DE LO QUE COMO?

Bueno, N. B., de Melo, I. S. V., de Oliveira, S. L. y da Rocha Ataide, T. (2013), «Very-low-carbohydrate ketogenic diet v. low-fat diet for long-term weight loss: a meta-analysis of randomised controlled trials», *British Journal of Nutrition,* 110(7), 1178-1187, <https://doi.org/10.1017/S0007114513000548>.

Esposito, K., Chiodini, P., Colao, A., Lenzi, A. y Giugliano, D. (2012), «Metabolic syndrome and risk of cancer: a systematic review and meta-analysis», *Diabetes Care,* 35(11), 2402-2411, <https://doi.org/10.2337/dc12-0336>.

Jenkins, D. J. A., Kendall, C. W. C., Marchie, A., Jenkins, A. L., Augustin, L. S. A., Ludwig, D. S., Barnard, N. D. y Anderson, J. W. (2003), «Type 2 diabetes and the vegetarian diet», *The American Journal of Clinical Nutrition,* 78(3), 610S-616S, <https://doi.org/10.1093/ajcn/78.3.610S>.

Naude, C. E., Schoonees, A., Senekal, M., Young, T., Garner, P. y Volmink, J. (2014), «Low carbohydrate versus isoenergetic balanced diets for reducing weight and cardiovascular risk: a systematic review and meta-analysis», *PLoS One,* 9(7), e100652, <https://doi.org/10.1371/journal.pone.0100652>.

Noto, H., Goto, A., Tsujimoto, T. y Noda, M. (2013), «Low-carbohydrate diets and all-cause mortality: a systematic review and meta-analysis of observational studies», *PLoS One,* 8(1), e55030, <https://doi.org/10.1371/journal.pone.0055030>.

Riccardi, G., Giosuè, A., Calabrese, I. y Vaccaro, O. (2018), «Dietary recommendations for prevention of atherosclerosis», *Diabetes & Metabolism Research and Reviews,* 34(1), e2999, <https://doi.org/10.1002/dmrr.2999>.

Schwingshackl, L. y Hoffmann, G. (2014), «Mediterranean dietary pattern, inflammation and endothelial function: a systematic review and meta-analysis of intervention trials», *Nutrition, Metabolism and Cardiovascular Diseases,* 24(9), 929-939, <https://doi.org/10.1016/j.numecd.2014.03.003>.

Seidelmann, S. B., Claggett, B., Cheng, S., Henglin, M., Shah, A., Steffen, L. M., Folsom, A. R., Rimm, E. B., Willett, W. C. y Solomon, S. D. (2018), «Dietary carbohydrate intake and mortality: a prospective cohort study and meta-analysis», *The Lancet Public Health,* 3(9), e419-e428, <https://doi.org/10.1016/S2468-2667(18)30135-X>.

¿EL EJERCICIO FÍSICO ES SOLO PARA PERDER PESO?

Hamer, M. y Chida, Y. (2008), «Walking and primary prevention: a meta-analysis of prospective cohort studies», *British Journal of Sports Medicine,* 42(4), 238-243, <https://doi.org/10.1136/bjsm.2007.039974>.

Pedersen, B. K. y Saltin, B. (2015), «Exercise as medicine – evidence for prescribing exercise as therapy in 26 different chronic diseases», *Scandinavian Journal of Medicine & Science in Sports*, 25(S3), 1-72, <https://doi.org/10.1111/sms.12581>.

Reiner, M., Niermann, C., Jekauc, D. y Woll, A. (2013), «Long-term health benefits of physical activity – a systematic review of longitudinal studies», *BMC Public Health*, 13, 813, <https://doi.org/10.1186/1471-2458-13-813>.

Warburton, D. E. R. y Bredin, S. S. D. (2017), «Health benefits of physical activity: a systematic review of current systematic reviews», *Current Opinion in Cardiology*, 32(5), 541-556, <https://doi.org/10.1097/HCO.0000000000000437>.

¿SON NECESARIOS LOS SUPLEMENTOS ALIMENTICIOS?

Bjelakovic, G., Nikolova, D., Gluud, L. L., Simonetti, R. G. y Gluud, C. (2012), «Antioxidant supplements for prevention of mortality in healthy participants and patients with various diseases», *Cochrane Database of Systematic Reviews*, (3), CD007176, <https://doi.org/10.1002/14651858.CD007176.pub2>.

Bjelakovic, G., Nikolova, D. y Gluud, C. (2014), «Antioxidant supplements and mortality», *Current Opinion in Clinical Nutrition and Metabolic Care*, 17(1), 40-44, <https://doi.org/10.1097/MCO.0000000000000020>.

Mursu, J., Robien, K., Harnack, L. J., Park, K. y Jacobs, D. R. Jr. (2011), «Dietary supplements and mortality rate in older women: the Iowa Women's Health Study», *Archives of Internal Medicine*, 171(18), 1625-1633, <https://doi.org/10.1001/archinternmed.2011.445>.

Myung, S. K., Ju, W., Cho, B., Oh, S. W., Park, S. M., Koo, B. K. y Park, B. J. (2013), «Efficacy of vitamin and antioxidant supplements in prevention of cardiovascular disease: systematic review and meta-analysis of randomised controlled trials», *BMJ*, 346, f10, <https://doi.org/10.1136/bmj.f10>.

¿HAY QUE DORMIR OCHO HORAS?

Bin, Y. S., Marshall, N. S. y Glozier, N. (2013), «Secular trends in adult sleep duration: a systematic review», *Sleep Medicine Reviews,* 17(4), 247-254, <https://doi.org/10.1016/j.smrv.2012.10.001>.

Chaput, J. P., Dutil, C. y Sampasa-Kanyinga, H. (2018), «Sleeping hours: what is the ideal number and how does age impact this?», *Nature and Science of Sleep,* 10, 421-430, <https://doi.org/10.2147/NSS.S163071>.

Itani, O., Jike, M., Watanabe, N. y Kaneita, Y. (2017), «Short sleep duration and health outcomes: a systematic review, meta-analysis, and meta-regression», *Sleep Medicine,* 32, 246-256, <https://doi.org/10.1016/j.sleep.2016.08.006>.

Liu, Y., Wheaton, A. G., Chapman, D. P., Cunningham, T. J., Lu, H. y Croft, J. B. (2016), «Prevalence of healthy sleep duration among adults - United States, 2014», *Morbidity and Mortality Weekly Report,* 65(6), 137-141, <https://doi.org/10.15585/mmwr.mm6506a1>.

¿LA REGLA TIENE QUE DOLER?

Iacovides, S., Avidon, I. y Baker, F. C. (2015), «What we know about primary dysmenorrhea today: a critical review», *Human Reproduction Update*, 21(6), 762-778, <https://doi.org/10.1093/humupd/dmv039>.

Ju, H., Jones, M. y Mishra, G. (2014), «The prevalence and risk factors of dysmenorrhea», *Epidemiologic Reviews*, 36(1), 104-113, <https://doi.org/10.1093/epirev/mxt009>.

Marjoribanks, J., Ayeleke, R. O., Farquhar, C. y Proctor, M. (2015), «Nonsteroidal anti-inflammatory drugs for dysmenorrhea», *Cochrane Database of Systematic Reviews*, (7), CD001751. <https://doi.org/10.1002/14651858.CD001751.pub3>.

Proctor, M. y Farquhar, C. (2006), «Diagnosis and management of dysmenorrhea», *BMJ*, 332(7550), 1134-1138, <https://doi.org/10.1136/bmj.332.7550.1134>.

¿EL SOP SE RESUELVE BAJANDO DE PESO?

Lim, S. S., Davies, M. J., Norman, R. J. y Moran, L. J. (2012), «Overweight, obesity and central obesity in women with polycystic ovary syndrome: a systematic review and meta-analysis», *Human Reproduction Update*, 18(6), 618-637, <https://doi.org/10.1093/humupd/dms030>.

Moran, L. J., Hutchison, S. K., Norman, R. J. y Teede, H. J. (2011), «Lifestyle changes in women with polycystic ovary syndrome», *Cochrane Database of Systematic Reviews*, (7), CD007506, <https://doi.org/10.1002/14651858.CD007506.pub3>.

Moran, L. J., Pasquali, R., Teede, H. J., Hoeger, K. M. y Norman, R.

J. (2009), «Treatment of obesity in polycystic ovary syndrome: a position statement of the Androgen Excess and Polycystic Ovary Syndrome Society», *Fertility and Sterility*, 92(6), 1966-1982, <https://doi.org/10.1016/j.fertnstert.2008.09.018>.

Thomson, R. L., Buckley, J. D., Noakes, M., Clifton, P. M., Norman, R. J. y Brinkworth, G. D. (2012), «The effect of weight loss on anti-Müllerian hormone levels in overweight and obese women with polycystic ovary syndrome and reproductive impairment», *Human Reproduction*, 27(8), 2465-2470, <https://doi.org/10.1093/humrep/des197>.

¿LA ENDOMETRIOSIS SE SOLUCIONA CON SUPLEMENTOS Y DIETAS?

Bayu, P. y Wibisono, J. J. (2024), «Vitamin C and E antioxidant supplementation may significantly reduce pain symptoms in endometriosis: A systematic review and meta-analysis of randomized controlled trials», *PLOS ONE*, <https://doi.org/10.1371/journal.pone.0281234>.

Brown, J., Crawford, T. J., Allen, C., Hopewell, S. y Prentice, A. (2017), «Nonsteroidal anti-inflammatory drugs for pain in women with endometriosis», *Cochrane Database of Systematic Reviews*, (1), CD004753, <https://doi.org/10.1002/14651858.CD004753.pub4>.

Flower, A., Liu, J. P., Lewith, G., Little, P. y Li, Q. (2012), «Chinese herbal medicine for endometriosis», *Cochrane Database of Systematic Reviews*, (5), CD006568, <https://doi.org/10.1002/14651858.CD006568.pub2>.

Laschke, M. W. y Menger, M. D. (2012), «Anti-angiogenic treatment strategies for the therapy of endometriosis», *Human Reproduction Update*, 18(6), 682-702, <https://doi.org/10.1093/humupd/dms 027>.

¿LAS IRREGULARIDADES MENSTRUALES TIENEN QUE VER CON EL PESO?

Harlow, S. D. y Campbell, O. M. (2004), «Epidemiology of menstrual disorders in developing countries: a systematic review», *BJOG: An International Journal of Obstetrics & Gynaecology*, 111(1), 6-16, <https://doi.org/10.1046/j.1471-0528.2003.00012.x>.

Latthe, P., Latthe, M., Say, L., Gülmezoglu, M. y Khan, K. S. (2006), «WHO systematic review of prevalence of chronic pelvic pain: a neglected reproductive health morbidity», *BMC Public Health*, 6, 177, <https://doi.org/10.1186/1471-2458-6-177>.

¿LA REGLA ME VUELVE EMOCIONALMENTE INESTABLE?

Gonda, X., Telek, T., Juhász, G., Lazary, J., Vargha, A. y Bagdy, G. (2008), «Patterns of mood changes throughout the reproductive cycle in healthy women without premenstrual dysphoric disorders», *Progress in Neuro-Psychopharmacology and Biological Psychiatry*, 32(8), 1782-1788, <https://doi.org/10.1016/j.pnpbp.2008.08.012>.

Kiesner, J. (2017), «Affective symptoms across the menstrual cycle in dysmenorrhea: a systematic review and meta-analysis», *Psychological Medicine*, 47(9), 1559-1570, <https://doi.org/10.1017/S0033291716003566>.

Paddison, C. A. M. y Gise, L. H. (2014), «Premenstrual dysphoric disorder: a review for the treating clinician», *Psychiatric Clinics of*

North America, 37(2), 259-274, <https://doi.org/10.1016/j. psc.2014.02.002>.

Romans, S. E., Clarkson, R., Einstein, G., Petrovic, M. y Stewart, D. E. (2012), «Mood and the menstrual cycle: a review of prospective data studies», *Gender Medicine*, 9(5), 361-384, <https://doi.org/ 10.1016/j.genm.2012.07.003>.

Romans, S., Kreindler, D., Einstein, G., Laredo, S., Petrovic, M. y Stanley, J. (2013), «Mood and the menstrual cycle: a review of prospective data studies», *Gender Medicine*, 9(5), 361-384, <https://doi.org/10.1016/j.genm.2012.07.003>.

¿LOS ANTICONCEPTIVOS HORMONALES CURAN EL SOP Y LA ENDOMETRIOSIS?

Brown, J., Crawford, T. J., Datta, S. y Prentice, A. (2018), «Oral contraceptives for pain associated with endometriosis», *Cochrane Database of Systematic Reviews*, (5), CD001019, <https://doi.org/ 10.1002/14651858.CD001019.pub3>.

Brown, J., Farquhar, C. (2014), «Endometriosis: an overview of Cochrane Reviews», *Cochrane Database of Systematic Reviews*, (3), CD009590, <https://doi.org/10.1002/14651858.CD009590.pub2>.

Harada, T., Taniguchi, F. (2010), «Dienogest: a new therapeutic agent for the treatment of endometriosis», *Women's Health*, 6(1), 27-35, <https://doi.org/10.2217/whe.09.79>.

¿TENGO QUE ADELGAZAR DURANTE LA MENOPAUSIA?

Davis, S. R., Castelo-Branco, C., Chedraui, P., Lumsden, M. A., Nappi, R. E., Shah, D. y Villaseca, P. (2012), «Understanding weight gain at menopause», *Climacteric*, 15(5), 419-429, <https://doi.org/10.3109/13697137.2012.707385>.

Janssen, I., Powell, L. H., Jasielec, M. S. y Kazlauskaite, R. (2017), «Menopausal transition and changes in body composition and fat distribution», *Obstetrics and Gynecology Clinics of North America*, 44(3), 447-459, <https://doi.org/10.1016/j.ogc.2017.05.004>.

Simkin-Silverman, L. R., Wing, R. R., Boraz, M. A. y Kuller, L. H. (2003), «*Lifestyle intervention can prevent weight gain during menopause: results from a 5-year randomized clinical trial*», Annals of Behavioral Medicine, 26(3), 212-220, <https://doi.org/10.1207/s15324796abm2603_06>.

Sternfeld, B., Wang, H., Quesenberry, C. P., Abrams, B., Everson-Rose, S. A., Greendale, G. A. y Matthews, K. A. (2004), «Physical activity and changes in weight and waist circumference in midlife women: findings from the Study of Women's Health Across the Nation», *American Journal of Epidemiology*, 160(9), 912-922, <https://doi.org/10.1093/aje/kwh299>.

¿EL CORTISOL ES MALO?

Clow, A., Hucklebridge, F., Stalder, T., Evans, P. y Thorn, L. (2010), «The cortisol awakening response: More than a measure of HPA axis function», *Neuroscience & Biobehavioral Reviews*, 35(1), 97-103, <https://doi.org/10.1016/j.neubiorev.2010.01.003>.

Fogelman, N. y Canli, T. (2018), «Early life stress and cortisol: A meta-analysis», *Psychoendocrinology*, 88, 76-93, <https://doi.org/10.1016/j.psyneuen.2017.11.019>.

Kudielka, B. M. y Wüst, S. (2010), «Human models in acute and chronic stress: Assessing determinants of individual hypothalamus-pituitary-adrenal axis activity and reactivity», *Stress*, 13(1), 1-14, <https://doi.org/10.3109/10253890902874913>.

¿LAS ENDORFINAS SON LA CLAVE DE LA FELICIDAD?

Kringelbach, M. L. y Berridge, K. C. (2010), «The functional neuroanatomy of pleasure and happiness», *Discovery Medicine*, 9(49), 579-587.

Zubieta, J. K., Ketter, T. A., Bueller, J. A., Xu, Y., Kilbourn, M. R., Young, E. A. y Koeppe, R. A. (2003), «Regulation of human affective responses by anterior cingulate and limbic mu-opioid neurotransmission», *Archives of General Psychiatry*, 60(11), 1145-1153, <https://doi.org/10.1001/archpsyc.60.11.1145>.

¿LA DOPAMINA ES LA CULPABLE DE QUE NO PUEDA DEJAR DE COMER?

Hebebrand, J., Albayrak, Ö., Adan, R., Antel, J., Dieguez, C., de Jong, J., Leng, G., Menzies, J., Mercer, J. G., Murphy, M., van der Plasse, G. y Dickson, S. L. (2014), «"Eating addiction", rather than "food addiction", better captures addictive-like eating behavior», *Neuroscience & Biobehavioral Reviews*, 47, 295-306, <https://doi.org/10.1016/j.neubiorev.2014.08.016>.

Rogers, P. J. (2017), «Food and drug addictions: Similarities and differences», *Pharmacology Biochemistry and Behavior*, 153, 182-190, <https://doi.org/10.1016/j.pbb.2017.01.001>.

Ruddock, H. K., Dickson, J. M., Field, M. y Hardman, C. A. (2015), «Eating to live or living to eat? Exploring the causal attributions of self-perceived food addiction», *Appetite*, 95, 262-268, <https://doi.org/10.1016/j.appet.2015.07.006>.

Volkow, N. D., Wang, G. J., Tomasi, D. y Baler, R. D. (2013), «Obesity and addiction: neurobiological overlaps», *Obesity Reviews*, 14(1), 2-18, <https://doi.org/10.1111/j.1467-789X.2012.01031.x>.

Ziauddeen, H. y Fletcher, P. C. (2013), «Is food addiction a valid and useful concept?», *Obesity Reviews*, 14(1), 19-28, <https://doi.org/10.1111/j.1467-789X.2012.01046.x>.